整合人体生理实验指导

主 编　冯志强　盘强文

副主编　崔艳秋　赵春玲　严亨秀　陈桃香

编 委（以姓氏笔画为序）

王兴杰	四川三河职业学院	杨树龙	南昌大学
冯 灵	西南医科大学	陈桃香	武汉大学
冯志强	西南医科大学	罗礼容	西南医科大学
关桥伟	韶关学院医学院	赵春玲	西南医科大学
买文丽	川北医学院	袁 蕾	江阳城建职业学院
严亨秀	西南民族大学	徐亚吉	成都大学
李 芝	重庆医药高等专科学校	崔艳秋	首都医科大学
李英博	重庆医科大学	盘强文	西南医科大学

人民卫生出版社

图书在版编目（CIP）数据

整合人体生理实验指导／冯志强，盘强文主编. —
北京：人民卫生出版社，2020

ISBN 978-7-117-29614-4

Ⅰ．①整… Ⅱ．①冯… ②盘… Ⅲ．①人体生理学-
实验-医学院校-教学参考资料 Ⅳ．①R33-33

中国版本图书馆 CIP 数据核字（2020）第 023117 号

人卫智网	www.ipmph.com	医学教育、学术、考试、健康，
		购书智慧智能综合服务平台
人卫官网	www.pmph.com	人卫官方资讯发布平台

整合人体生理实验指导

主　　编：冯志强　　盘强文
出版发行：人民卫生出版社（中继线 010-59780011）
地　　址：北京市朝阳区潘家园南里 19 号
邮　　编：100021
E - mail：pmph @ pmph.com
购书热线：010-59787592　010-59787584　010-65264830
印　　刷：中农印务有限公司
经　　销：新华书店
开　　本：787×1092　1/16　　印张：7
字　　数：157 千字
版　　次：2020 年 3 月第 1 版　2020 年 3 月第 1 版第 1 次印刷
标准书号：ISBN 978-7-117-29614-4
定　　价：25.00 元

打击盗版举报电话：010-59787491　E-mail：WQ @ pmph.com
质量问题联系电话：010-59787234　E-mail：zhiliang @ pmph.com

前　言

近 400 年来,动物为人类医学教育和科学研究作出巨大牺牲。随着对动物和环境保护意识的增强,1980 年以来,欧盟和美国等先后对实验动物立法。2003 年,我国在《实验动物管理条例》中,鼓励开展动物实验替代方法的研究。近 10 余年,笔者在指导本科生的科研活动中观察到:学生对人体不同状态下整合性的多系统功能指标的设计和检测,数据的收集、归类和比较,对结果间内在联系的分析和阐释等,表现出比动物实验更为浓厚的兴趣,希望在生理实验中开展整合性的人体功能检测。近 20 余年,成都泰盟软件有限公司致力于生理实验仪器的研发和推广工作,现已研制出对整合人体功能进行无创性检测的 HPS-100 人体生理实验系统。

综合上述,现已用整合人体功能检测替代生理教学中的动物实验提供时代背景、理论基础和实践条件。基于此,2018 年,主编提出编著《整合人体生理实验指导》,以发展"整合应用生理学"的思想和内容。在同年召开的第 25 届中国生理学学术大会上,发表"用整合人体功能检测替代生理教学中的动物实验"一文,呼吁在国内医药院校生理实验教学中,逐渐减少直至停止使用动物。

本书编著的思想是用整合人体功能检测替代生理教学中的动物实验,原则是检测过程确保人体的安全性,以及原理的科学性、内容的整合性和方法的可行性。书中整合人体功能检测涉及循环、呼吸和泌尿系统三大调节、感觉和运动以及内分泌和血液系统的功能等。以笔者接受"冠脉搭桥"为案例,介绍整合人体功能指标在临床上的应用;借助图形的哲学内涵,认识和理解体内复杂功能活动及其相互间的联系;欣赏和感悟人体生命活动的美,加深对生命的理解和尊重。其目的是培养使用者应用整合和哲学的思维,去分析和阐释复杂科学问题以及欣赏人体功能美的能力。目前,国内外尚未见同类书籍出版,本书将对创新性的医学生理学实验教学起到积极的推动作用。

本书编著者来自武汉大学、首都医科大学、南昌大学、重庆医科大学、西南民族大学、川北医学院、成都大学医学院、韶关学院医学院、重庆医药高等专科学校、江阳城建职业学院、四川三河职业学院和西南医科大学中长期担任生理实验教学的教师以及成都泰盟软件有限公司的工程师。

本书适于医学院校及各类职业学院中临床医学、口腔、麻醉、药学、检验、护理、保健和康复等专业的学生与承担相关专业实验教学的教师使用。

在编著和出版过程中,得到西南医科大学、成都泰盟软件有限公司黄武董事长和张恒远工程师等的大力支持,武汉大学万瑜教授和首都医科大学朱进霞教授对本书编著给予热情支持,在此一并致谢!

　　本书编著是一种尝试,缺失和粗浅在所难免。笔者不惮尝试即欲求证于实践并就教于大方之家。

冯志强　盘强文
2019 年 6 月于西南医科大学

目　　录

第一章

整合人体生理实验指导概论

第一节 实验室学习的功能和要求及规则

一、实验室学习的功能

实验室学习的功能重在培养学生学习和掌握新的方法和技术、动手解决问题、观察细微结果、团结协作、承受失败、用语言准确报告结果和失败的原因、用文字对复杂问题进行整合分析、查阅文献以获得新知和完成实验设计的能力,以及严谨求实、服从客观的科学作风,进而为今后的学习和工作打下基础。

二、实验室学习的要求

在实验室学习中,既要严格要求自己,按照指导中的要求和步骤去完成实验,学生的思想又不要受束缚,要充分发挥自己的逻辑思维能力,不断地产生新的思想,发现新问题和寻找解决问题的方法;要有执著探索未知的精神;用心地去做好每一个实验步骤,以保证每个项目获得结果的准确性;要敏锐地去观察细微的变化,抓住结果中新异的或特殊性的变化,以探讨其理论和实际意义;注重思考、分析和整合各指标和数据间的动态变化、相互间的联系和在整体中的作用。

三、实验室学习的规则

1. 学生在实验课前预习当次实验内容和相关理论知识,熟悉本次实验的目的、观察或检测的项目以及注意事项。

2. 除实验指导和笔记本外,其他一切物品不得带入实验室内,特别是不能将食品和饮料带入实验室。

3. 受试者做好思想和精神准备,保证其身心条件能胜任实验过程。

4. 遵守纪律,不迟到和不早退。迟到超过10min及以上者,将被取消当次实验课学习资格。因故不能参加实验者,请同学带给任课教师相应的请假条。

5. 保持实验过程安静有序。进入实验室后,关闭手机或使之处于静音状态。上课期间不得拨打和接听电话或做与实验无关的事情。

6. 实验完成后,及时准确地整理结果。如对结果不满意,可以重做。各组同学对结果进行讨论,容许保留各自的不同意见和在实验报告中陈述其思想观点。每次上课前,将上次实验报告交给指导教师评阅。

7. 爱护实验仪器和节约水电。在未熟悉仪器操作规程前,请勿搬动仪器或随意按压其上的按钮。实验过程中管理好各组的仪器和器械。实验结束后,将仪器各按钮归零位,换能器和其他器械需摆放整齐。轮流打扫实验室卫生。离开实验室时关好水电和门窗。

(冯志强　盘强文)

第二节　整合人体生理学的实验设计

实验设计是一项充满挑战性的活动,学生应在不断地挑战自己的学习和探究活动中锻炼成长。个体的知识结构和逻辑思维能力等存在缺陷,对实验设计原理、采用的方法、观察项目等的认识不深刻和所知不多,惟有通过学习和实践,才能认识其存在的不足,逐渐减少错误和提高各方面的能力。基于此,在学习有关的实验内容后,学生可通过自行设计 1~2 个整合的人体生理实验以获得新的知识和能力。

以下为整合人体生理实验设计提供基本路线和要求的模式。学生可突破该模式自行设计。

一、实验题目的设计

把设计的实验题目和有关思路写下来,同其他同学讨论,请他人提出意见和建议;查阅资料,从他人已有的工作中受到启发,进而补充原有设计或产生新的设计思路。最后确定的实验题目、原理、采用方法和仪器设备、观察的项目和结果处理等方面,必须具有安全性、科学性、创新性和可行性。

二、实验设计原则

遵循对照、随机与均衡以及重复性原则。

1. 对照　设立对照组(或实验前观察),将其结果同实验处理组(或实验处理后)的结果进行比较以发现差异。

2. 随机与均衡　所设计的实验在保证受试者安全的基础上,其他的条件相同。受试者和实验组内成员的组成均是随机的。

3. 重复性　在同一实验观察项目中,同一受试者重复受试或不同受试者参与受试,均可获得一致的结果。

三、实验设计要素

1. 受试者　整合人体生理实验受试者为在校本科学生或社会上的志愿者。受试者可由不同性别和不同年龄的健康群体组成。

2. 观察指标　在确保受试者安全的条件下,根据实验室现有的设备条件设计观察指标。人体是复杂的和向外开放的整体,观察指标难免受到体内外环境因素的影响。在设计观察指标时,尽可能地排除影响因素;若不能排除,在分析结果时就应考虑其所起的作用。若观察项目中有多项引起人体功能活动的兴奋或抑制,则应将兴奋或抑制交替进行。

四、实验结果的处理

收集原始的实验数据,对其进行整理、归类、统计和分析。

1. 对结果的描述和表达　首先确定所得资料是计数或计量,符合正态分布的计量资料用均数±标准差表示。数据的描述和表达也可用统计表或统计图。

2. 统计分析方法的选择　计量资料常用 t 检验和方差分析;计数资料则用 χ^2 检验。

3. 统计结果的解释和表达　p 值用于描述对比的组间差异有无统计学意义,$p<0.05$ 差异有统计学意义,$p<0.01$ 差异有显著性,$p<0.001$ 差异有极其显著性。t 检验是用 t 分布理论来推论差异发生的概率,从而比较两个平均数的差异是否显著(进一步的知识参考统计学)。

(盘强文　冯志强)

第三节　整合人体生理实验的报告书写

实验报告的书写,反映书写者的学习态度,整理资料的能力,思维的缜密程度以及实事求是的科学精神和文字表达的准确性等。整合人体生理实验报告的书写内容和模式如下。

一、实验原理和观察项目

简明清晰地叙述实验的原理和目的;主要的实验仪器和线路连接、记录的参数和采用的方法以及实验的步骤和观察项目。

二、实验结果

实事求是地对结果进行处理。用文字对实验结果进行叙述,包括阳性结果和阴性结果。提倡用图表显示实验结果。

1. 原始图形　在图形的下方,标出图形名称、振幅和时间的单位以及实验时间和实验者。

2. 绘制图形或表格　在图形的下方或表格的上方,注明名称和度量单位,图标应清晰地表达实验的有关信息。

3. 对图形和表格给予简洁的文字叙述。

三、结果讨论和结论

1. 对实验结果进行详细的理论解释。

2. 对实验结果提出新的见解,同他人实验结果或不同观察项目所得结果的异同点进行比较;对实验失败原因的分析等。

3. 简明的结论 1 个或 2 个。

最后,对指导实验和提供技术支持的老师以及配合完成实验的同学致谢;列出主要的参考文献。

(冯志强 盘强文)

第四节 HPS-100 人体生理实验系统使用指南

HPS-100 人体生理实验系统主要包括生物信号采集主机、HWS0601 无线人体信号采集系统、HPS-100 人体生理实验附件包和波形显示分析软件。

该系统基于全新的软硬件构架,在满足常规人体生理实验信号采集与处理的基础之上,新增加了无线人体生理信号采集,方便对运动过程中生理电信号的获取。能够满足信息化、网络化的发展要求,实现无纸化的实验报告过程。软件系统中提供的人体实验模块生动有趣,比如:意念控制、影响血压的不同因素、心率变异等实验,更能激发使用者将临床医学与机能实验相结合而追求知识的兴趣。在实验步骤中通过动画的形式,将每一个实验步骤描绘得一目了然,操作简单易懂。

一、生物信号采集主机

(一) 前面板连接说明

1. 生物信号采集主机前面板集成了信号采集的主要通道接口,包括:4 个通道信号输入接口、专用全导联心电输入接口、监听输入接口、记滴输入接口以及刺激输出接口,如图 1-1 所示:

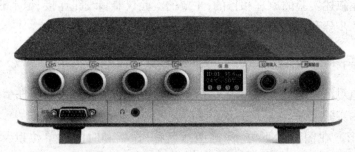

图 1-1 生物信号采集主机前面板

2. 生物信号采集主机前面板元素按照从左到右,从上到下的顺序依次为:

(1)CH1、CH2、CH3、CH4:8 芯生物信号输入接口(可连接信号引导线、各种传感器等,4 个通道的性能指标完全相同)。

(2)信息显示屏:显示系统基本信息,包括温湿度及通道连接状况指示等。

(3)记滴输入:2 芯记滴输入接口。

(4) 刺激输出指示灯：显示系统发出刺激指示。

(5) 高电压输出指示灯：当系统发出的刺激超过 30V 时，高电压输出该指示灯亮。

(6) 刺激输出：2 芯刺激输出接口。

(7) 全导联心电输入口：用于输入全导联心电信号。

(8) 监听输出(耳机图案)：用于输出监听声音信号。

(二) 后面板连接说明

1. 生物信号采集主机后面板连接是系统正常工作的基础。后面板上通常为固定连接口，包括 12V 电源接口、A 型 USB 接口(方形，与计算机连接)、B 型 USB 接口(扁型，升级固件程序)、接地柱、多台设备级联的同步输入输出接口，如图 1-2 所示。

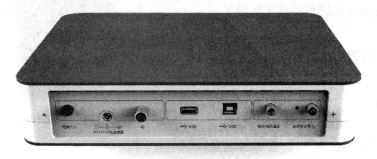

图 1-2　生物信号采集主机后面板

2. 生物信号采集主机后面板元素按照从左到右依次为：

(1) 电源开关：BL-420N 硬件设备电源开关。

(2) 电源接口：BL-420N 硬件电源输入接口(12V 直流)。

(3) 接地柱：BL-420N 硬件接地柱。

(4) B 型 USB 接口(扁形)：BL-420N 硬件固件程序升级接口。

(5) A 型 USB 接口(方形)：BL-420N 硬件与计算机连接的通讯接口。

(6) 级联同步输入接口：多台 BL-420N 硬件设备级联同步输入接口。

(7) 级联同步输出接口：多台 BL-420N 硬件设备级联同步输出接口。

(三) 生物信号采集主机认证

生物信号采集主机通过了严格的医疗注册形式检验，同时也通过 CE 认证的各项测试获得了 CE 证书，保证用于人体生理信号采集过程中的安全性和可靠性。

二、HWS0601 无线人体生理信号采集系统

(一) 功能特点

HWS0601 无线人体生理信号采集系统主要用于记录血压、心电、呼吸、血氧等人体生理实验，有以下特点：

1. 体积小，重量轻，便于受试者穿戴。

2. 受试者穿戴好设备后可在 10m 范围内自由活动。

3. 锂电池供电,保障使用者的人身安全。

4. 连续不间断工作 24h,保证学生实验的正常开展。

5. 实验配件齐全:涵盖了心电、呼吸、血压、肺功能、血氧、体位等常用实验附件。

6. 支持在线和离线采集两种工作模式。

7. 根据受试者血压情况调整加压压力。

（二）组成

HWS0601 无线人体生理信号采集系统由信号接收器、采集器主机、传感器构成。

1. 信号接收器　信号接收器,如图 1-3 所示:

信号接收器有在线和离线采集数据两种模式。

在线采集需要与生物信号采集主机设备配合完成,离线采集时数据存放在 HWS0601 采集器主机内部,可以通过 USB 导出。接口主要与 BL-420N 生物信号采集与分析系统的通道相连接;接通电源后如

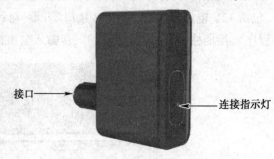

图 1-3　信号接收器

果与采集器主机配对未成功,指示灯常亮;配对成功后,指示灯闪烁。在线采集模式下,信号接收器需要连接在 BL-420N 生物信号采集系统任意一个通道,与采集器主机完成配对后即可接收数据。离线采集模式下,则不需要信号接收器。

2. 采集器主机　采集器主机,如图 1-4 所示。

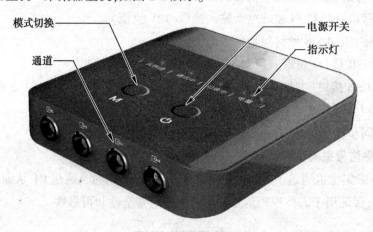

图 1-4　采集器主机

（1）功能特点

1）模式切换:长按模式切换开关,切换在线和离线采集模式,切换成功时也会有声音指示。

2）通道:连接血压、心电、呼吸等传感器接口。

3）电源开关:采集器主机电源开关。

4）指示灯:分别有连接指示灯、通讯指示灯、记录状态指示灯和电量指示灯。

（2）用途：采集器主机具有 4 个通道，可以任意连接 HWS0601 无线人体生理信号采集系统中的各类传感器。在线采集模式下，在主机开启时会自动完成与信号接收器的配对工作。采集器本身具备一个体位数据通道，探测站立、倒立、仰卧、俯卧、左侧卧和右侧卧共 6 个体位。

3. 传感器。

（1）血压传感器：血压传感器，如图 1-5 所示。

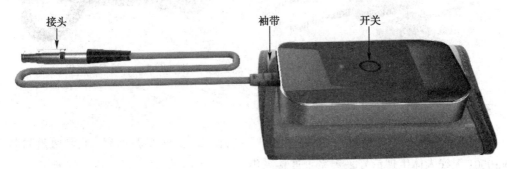

图 1-5　血压传感器

血压传感器构成如下：

1）接头：连接采集器主机的接头。

2）袖带：测压袖带，在启动测量后，会自动加压。

3）开关：在佩戴好袖带后，通过此开关启动和停止血压测量。

（2）呼吸传感器：呼吸传感器，如图 1-6 所示。呼吸传感器采集人体呼吸气流信号，输入至人体机能实验系统中。

（3）心电导联线：心电导联线，如图 1-7 所示。心电导联线是一体式导联线，通过贴片电极采集人体全导联心电中任意一个导联信号。

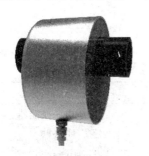

图 1-6　呼吸传感器

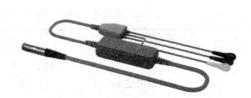

图 1-7　心电导联线

（4）血氧传感器：血氧传感器，如图 1-8 所示。采用光频数字转换技术，记录受试者血氧饱和度。

（5）痛阈测定仪：如图 1-9 所示。痛阈测定仪由连接导管、袖带、压力表、加压和减压阀以及袖带中份点状刺激物组成。测定时先选好受试者的待刺激点并与袖带内侧面的点状刺激重合；松紧适宜地扎好袖带；向袖带内充气加压至受试者感觉疼痛，此时压力表上的数值为痛阈；减压至压力表回到零。

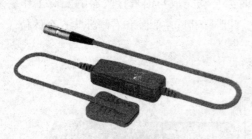

图 1-8　血氧传感器

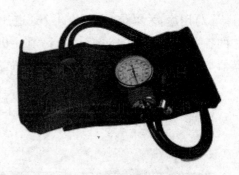

图 1-9　痛阈测定仪

三、HPS-100 人体生理实验附件包

HPS-100 人体生理实验附件包(图 1-10)中包含 20 多种实验器材,主要通过直接与 HWS0601 无线人体生理信号采集系统连接采集人体生理电信号。

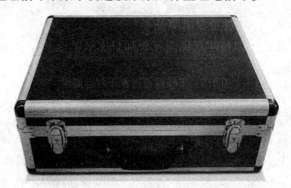

图 1-10　HPS-100 人体生理实验附件包

(一) HPS-100 人体生理实验附件组成

主要包含的传感器如表 1-1 所示。

表 1-1　HPS-100 附件包器材列表

序号	传感器名称	序号	传感器名称
1	心电肢夹	11	人体血压换能器
2	全导联心电线	12	听诊器
3	一次性引导电极	13	脚踏开关
4	脑电帽	14	握力换能器
5	脑电电极	15	肌腱锤
6	信号输入线	16	位移换能器
7	心音换能器围带	17	事件触发开关
8	围带式呼吸换能器	18	刺激器
9	指脉换能器	19	肌电夹
10	心音换能器	20	手电筒

（二）用途

利用 HPS-100 人体生理实验附件包可以开展人体全导联心电、脑电、眼电、血压、反射生理、感观等多种类型的实验。在最新的附件包中还会新增多种传感器,比如:基础代谢测量仪、皮肤电阻测量仪等。

四、HPS-100 人体生理实验系统软件

HPS-100 人体生理实验系统软件,立足于增加趣味性、激发求知欲的目的,设计了大量的实验模块,详尽地展现了人体生理实验的全过程。软件系统除了对生理信号的采集、处理、分析和存储外,还提供完善的实验相关知识,包括实验原理、研究历史、论文文献等内容。在开展人体生理实验过程中,如果不满足于现有的实验模块,师生还可以充分自由发挥自定义实验。

（一）软件主界面

HPS-100 人体生理实验系统软件的界面,如图 1-11 所示。

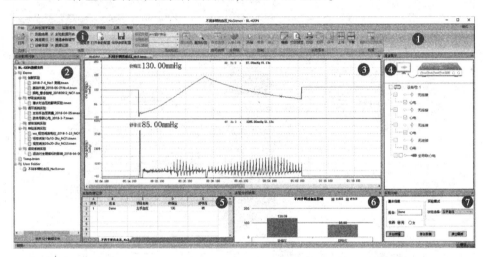

图 1-11　HPS-100 软件主界面

HPS-100 人体生理实验系统软件主界面上主要功能区的划分说明,如表 1-2 所示。

表 1-2　HPS-100 软件系统主界面功能说明表

序号	视图名称	功能说明
1	软件操作菜单区	软件的功能菜单显示区
2	实验数据列表	显示实验保存的数据,双击数据文件即可反演
3	主工作区	主要进行数据的获取、反演、分析、处理、显示
4	设备信息视图	显示连接设备信息、环境信息、通道信息等信息
5	测量数据记录视图	记录测量得到的人体生理指标数据
6	测量数据图表视图	图形方式显示测量数据
7	实验控制视图	实验过程中,操作测量和数据图形化显示

（二）人体实验模块　人体实验模块中,软件系统集成了不低于 50 个实验项目。包括使用 HPS-100 人体生理附件包开展的传统人体生理实验,也有基于 HWS0601 无线人体生理信号采集的无线人体生理实验,除人体循环系统、呼吸系统、神经系统、感观系统、运动系统等常见实验之外,还有创新型实验。这些实验模块都会随着软件的升级而得到更好的优化,增加新的实验模块。

1. 实验模块页面　每个实验基于"实验前""实验中""实验后"的教学活动过程,采用电子教材的形式详细地展示了每一个实验知识点。原理过程、产生机制、实验步骤在呈现形式上采用了大量的动画效果,让复杂的科学知识得到了生动展现。其中:

（1）实验模块首页:实验模块首页,如图 1-12 所示。

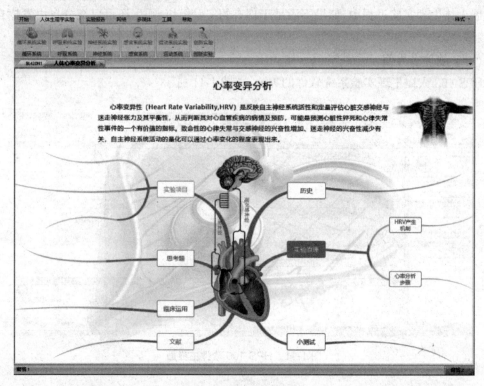

图 1-12　实验模块首页

（2）实验原理:"实验原理"主要介绍人体生理活动产生的机制,对信号数据的分析方法等理论;如图 1-13 所示。

（3）研究历史:"研究历史"介绍人体生理活动研究的历史过程及里程碑性的事件;如图 1-14 所示。

（4）临床运用:"临床运用"将人体生理知识与临床相结合,激发对临床医学的深入学习;如图 1-15 所示。

（5）文献资料:"文献资料"通过对权威论文的解读来支撑人体生理实验的科学合理性;如图 1-16 所示。

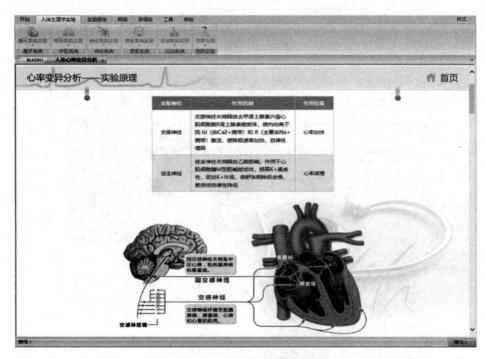

图 1-13 实验原理页面

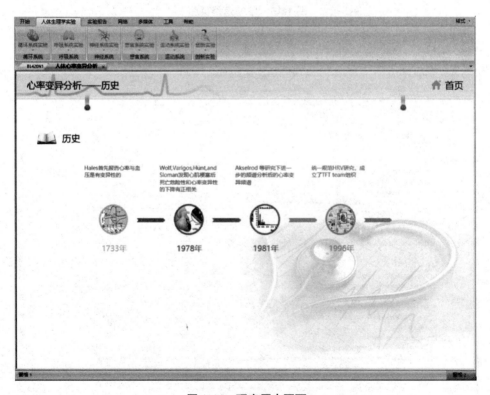

图 1-14 研究历史页面

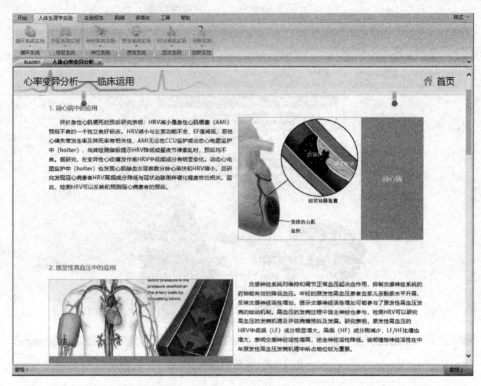

图 1-15　临床运用页面

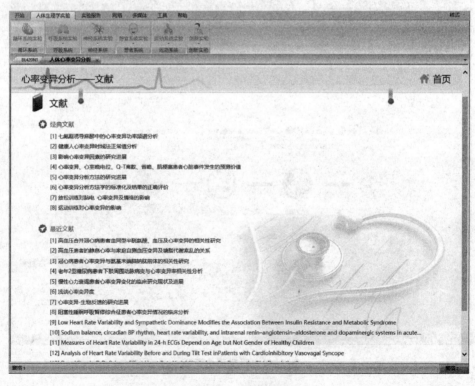

图 1-16　文献页面

(6)小测试:"小测试"则是对实验过程学习之后的测验,更加巩固了对知识的掌握;如图 1-17 所示。

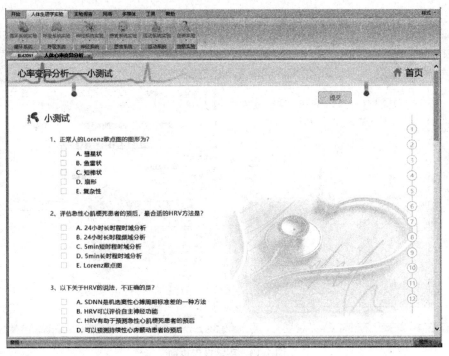

图 1-17　小测试页面

2. 实验项目　学习了以上知识后,通过实验模块的主页面点击"实验项目",进入实验准备过程中,如图 1-18 所示。"实验步骤"以动画或视频的形式展示实验中仪器的连接、人体的活动等步骤。实验过程中,软件还会提示一些关于本次实验的有趣问题,让实验与思考、研究联系在一起,也加强了理论与实际实验的对比。

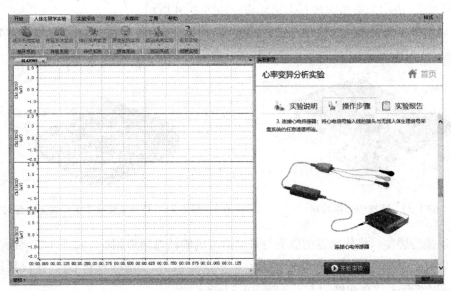

图 1-18　实验步骤页面

　　HPS-100 软件系统在实时过程中可以开展多种对数据的处理、分析操作。也可以在实验数据保存后通过反演功能来对数据进行分析,生成实验报告等。实验报告页面,如图 1-19 所示。

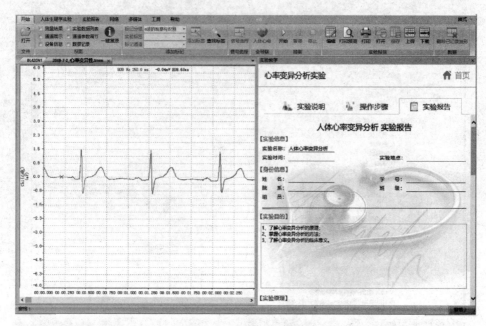

图 1-19　实验报告页面

五、操作方法

（一）HWS0601 无线人体生理信号采集仪器连接

1. 连接信号接收器　将信号接收器接入到生物信号采集主机的任意通道上,待接收器上指示灯常亮,表示采集系统对其识别成功。如图 1-20 所示。

2. 启动采集器主机　长按电源键,听到"嘀"声后松开,待主机"电量"指示灯常亮,"通讯中"指示灯闪烁,表明无线采集系统主机与接收器通讯成功。如图 1-21 所示。

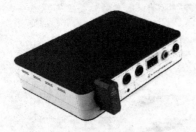

图 1-20　连接信号接收器

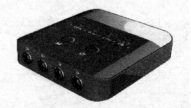

图 1-21　打开采集器主机开关完成配对

3. 连接传感器　将传感器的插头与采集器主机的任意通道相连。如图 1-22 所示。

4. 血氧传感器的使用　血氧传感器直接佩戴在手指上,与硅胶套平行,建议采用血氧传感器数据线与手背在同侧的方式。如图 1-23 所示。

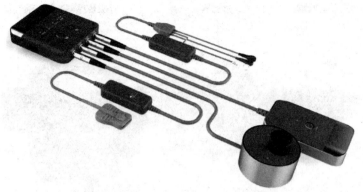

图 1-22 传感器与采集器主机连接

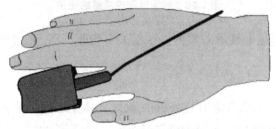

图 1-23 血氧传感器佩戴

5. 心电导联线的使用 在连接前请先使用酒精对将要贴电极的部位进行擦拭以增加导电性,建议信号输入线与电极先连接,然后再贴到人体上。如图 1-24 所示。

6. 血压传感器的使用 测压袖带绑定在受试者上臂,袖带下端在肘窝上方 2~3cm 处,松紧度以能够往里放入一指为宜,然后按下启动按钮,血压传感器将进入加压探测血压的过程。如图 1-25 所示。

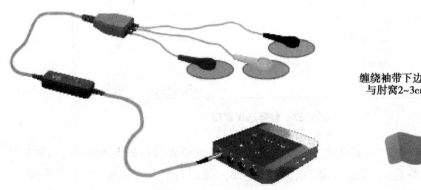

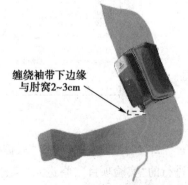

缠绕袖带下边缘
与肘窝2~3cm

图 1-24 心电导联线连接   图 1-25 血压传感器佩戴

7. 呼吸传感器的使用 将吹嘴、过滤器与呼吸传感器按图 1-26 进行连接。

（二）HPS-100 附件包仪器连接 附件包中的传感器采用有线传输方式,可以接入生物信号采集主机上任意一个通道。在 HPS-100 软件系统中从实验模块进入,然后启动采样过程,就要求传感器必须按照"实验步骤"中的连接顺序进行连接,对于连接成功的传感器会在

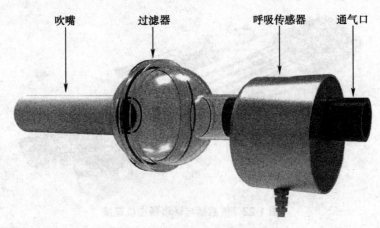

吹嘴　　　　过滤器　　　　呼吸传感器　　通气口

图 1-26　呼吸流程传感器的使用

生物信号采集设备的面板上显示非零值。在相关实验前,请先使用酒精或生理盐水进行脱脂操作增加导电性。

(三) 软件操作

1. 信号选择采样　无论是使用 HWS0601 无线人体生理信号采集系统还是 HPS-100 附件包中的传感器,在与生物信号采集主机完成连接后,在软件的"信号选择"窗口中将展现当前连接上的全部通道信息。使用者可以选择通道中的任意一个通道或者几个通道,并点击"开始实验"按钮,将启动数据采集。信号选择窗口,如图 1-27 所示:

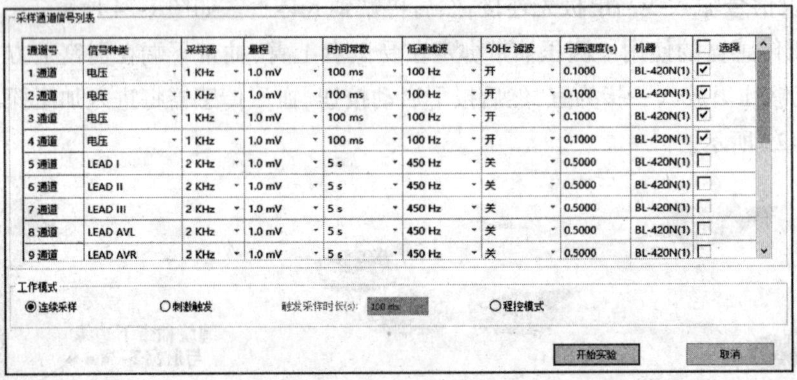

采样通道信号列表

通道号	信号种类	采样率	量程	时间常数	低通滤波	50Hz 滤波	扫描速度(s)	机器	选择
1 通道	电压	1 KHz	1.0 mV	100 ms	100 Hz	开	0.1000	BL-420N(1)	☑
2 通道	电压	1 KHz	1.0 mV	100 ms	100 Hz	开	0.1000	BL-420N(1)	☑
3 通道	电压	1 KHz	1.0 mV	100 ms	100 Hz	开	0.1000	BL-420N(1)	☑
4 通道	电压	1 KHz	1.0 mV	100 ms	100 Hz	开	0.1000	BL-420N(1)	☑
5 通道	LEAD I	2 KHz	1.0 mV	5 s	450 Hz	关	0.5000	BL-420N(1)	☐
6 通道	LEAD II	2 KHz	1.0 mV	5 s	450 Hz	关	0.5000	BL-420N(1)	☐
7 通道	LEAD III	2 KHz	1.0 mV	5 s	450 Hz	关	0.5000	BL-420N(1)	☐
8 通道	LEAD AVL	2 KHz	1.0 mV	5 s	450 Hz	关	0.5000	BL-420N(1)	☐
9 通道	LEAD AVR	2 KHz	1.0 mV	5 s	450 Hz	关	0.5000	BL-420N(1)	☐

工作模式

○连续采样　　　○刺激触发　　　触发采样时长(s): 100 ms　　　○程控模式

开始实验　　取消

图 1-27　信号选择窗口

2. 实验模块采样　在"人体生理实验"菜单项下,点击将要开展的实验名称,选择需要进行的"实验项目",将进入"实验步骤"页面(图 1-28),使用者此时可以按照"实验步骤"的内容浏览实验的全过程,然后点击"开始实验"启动采样,需要使用者按照"实验步骤"的传感器的连接顺序进行连接。

3. 波形调节　启动实验后,可以通过"硬件参数调节"窗口对波形进行调节,该窗口中具备"量程""时间常数""低通滤波"和"50Hz"参数调节。鼠标放在参数调节旋钮圆盘上,点击鼠标左键参数变小,点击鼠标右键则反之。也可以通过将鼠标放置在"时间坐标轴"或"数据纵轴"上,通过滚动鼠标滚轮的方式对波形进行压缩和拉伸调节。

4. 实时数据分析　在波形区单击鼠标右键，将出现"数据处理菜单"，如图 1-29 所示。在选中了一个分析功能后，波形区将自动扩展出一个分析通道来展示处理后的数据。

5. 数据保存　实验结束时，点击"停止"按钮或操作"快速启动"中的停止图标，系统将会提示使用者是否确认实验停止。确定实验停止后，软件系统将弹出保存数据文件目录的窗口，默认为软件安装目录下的 UserFolder 文件夹。使用者也可以选择放弃本次数据的保存。

6. 数据的反演　实验数据保存之后，点击"打开"按钮或者在"实验数据列表"直接点击数据文件，即可进入数据反演。此时点击"开始"按钮，软件系统将播放保存后的数据文件。在播放过程中，软件系统将实验数据转换为音

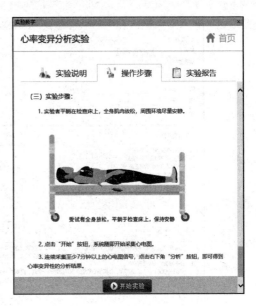

图 1-28　实验步骤页面

频数据，通过扬声器转化为声音。在实时数据采集过程中，也能根据以上方式打开数据进行反演，鼠标拖动反演窗口到新的窗口位置，更方便与实时数据进行对比。

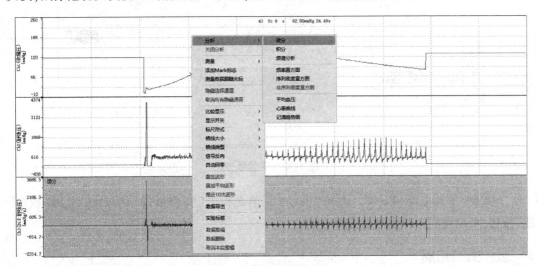

图 1-29　数据处理菜单

7. 切换实验项目　为了方便软件系统可以连续采集多个受试者的实验数据，设计了快速实验项目切换功能，同时也可以切换受试者。在"实验控制"窗口中，录入"姓名"，选择"实验模块"，点击"开始测量"按钮，软件系统将自动记录当前实时采样数据的分析结果。并以统计图表的方式进行展示。

8. 实验报告　对实验数据进行详细的分析后，在软件的右侧，点击"实验报告"页面，使用者可以完成相关实验的报告编写。如图 1-30 所示。

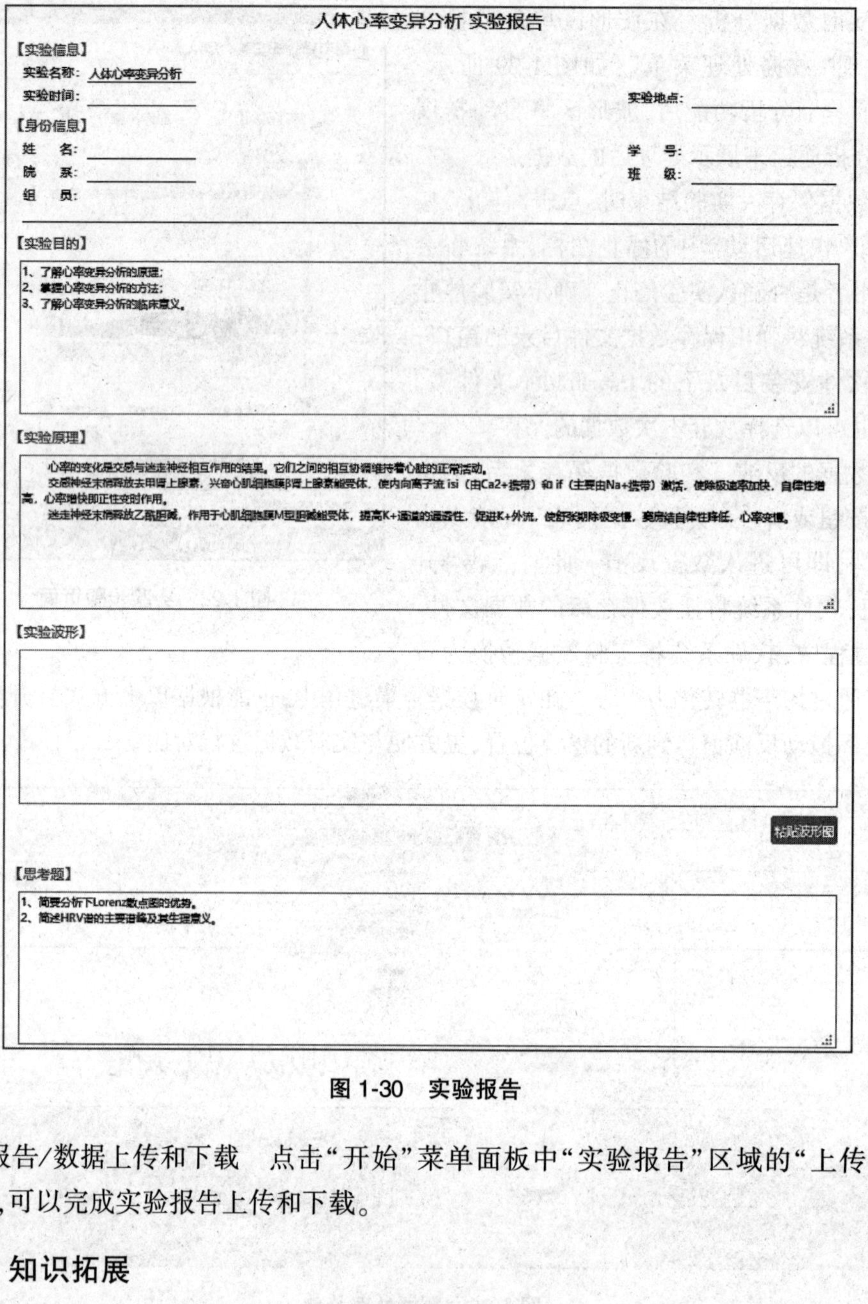

人体心率变异分析 实验报告

【实验信息】

实验名称：人体心率变异分析

实验时间：＿＿＿＿　　实验地点：＿＿＿＿

【身份信息】

姓　名：＿＿＿＿　　学　号：＿＿＿＿

院　系：＿＿＿＿　　班　级：＿＿＿＿

组　员：

【实验目的】

1、了解心率变异分析的原理；
2、掌握心率变异分析的方法；
3、了解心率变异分析的临床意义。

【实验原理】

心率的变化是交感与迷走神经相互作用的结果。它们之间的相互协调维持着心脏的正常活动。

交感神经末梢释放去甲肾上腺素，兴奋心肌细胞膜β肾上腺素能受体，使内向离子流 isi（由Ca2+携带）和 if（主要由Na+携带）激活，使除极速率加快，自律性增高，心率增快即正性变时作用。

迷走神经末梢释放乙酰胆碱，作用于心肌细胞膜M型胆碱能受体，提高K+通道的通透性，促进K+外流，使舒张期除极变慢，窦房结自律性降低，心率变慢。

【实验波形】

粘贴波形图

【思考题】

1、简要分析下Lorenz散点图的优势。
2、简述HRV谱的主要谱峰及其生理意义。

图 1-30　实验报告

9. 报告/数据上传和下载　点击“开始”菜单面板中“实验报告”区域的“上传”或“下载”按钮，可以完成实验报告上传和下载。

六、知识拓展

计算医学实验研究

计算医学是生命科学与计算机科学和物理学等学科的融合与交叉，正孕育着第三次生物革命。计算机科学在20世纪90年代应用于生理实验教学，对提高基础医学实验的教学质量，起到很大的作用。目前，计算医学以临床重大医学问题为主要研究对象，以信息技术为核心，以临床应用为驱动力，在整体、器官、组织、细胞、分子和基因等不同水平，从不同的时间和空间对人体的活动过程进行计算和建模，以便深入地理解人体信息，进而将其用于人类重大疾病的早期预测和诊断。

（罗礼容　盘强文）

第二章

整合人体生理实验

第一节　环境对人体功能的影响

环境在人类生存、进化和发展过程中承载着重要的作用。人类和环境间的影响是相互的。人体的生理和心理功能在不同环境条件下会发生相应的变化。本实验通过对常见特殊环境、急性心理应激与正念冥想等情况下人体生理功能变化的观察,认识环境对人体功能的影响。

一、人体在特殊环境下的生理功能变化

【实验原理】

特殊环境是一种极少遇见的环境,也是人们在生活过程中无法完全避开的,如高温、低温、高原缺氧以及倒立-失重等。人体在这些特殊环境下,呼吸、心率、血压和体温等基本生命活动会发生变化,通过神经、体液和免疫等调节以维持整体功能的相对稳定。

根据环境温度及其和人体热平衡之间的关系,通常把35℃以上的生活环境和32℃以上的生产劳动环境作为高温环境。气温在10℃以下的外界环境作为低温环境。高温环境和低温环境可分别引起人体代谢、体温、皮肤血管、呼吸、心跳和血压的急剧变化,甚至导致内环境理化性质的紊乱。

高原环境以低压和缺氧为特点,人进入高原一般会因缺氧而发生呼吸、循环、消化和神经系统的应激反应。轻度缺氧可表现呼吸加深加快,肺通气量加大,心率加快和血压升高,以及代偿性的红细胞数和血红蛋白量增多。

人体在倒立情况下,头面部血管和颈部血管扩张,下肢回心血流量增加,通过心脏的自身调节,心脏的射血量增加和血压升高。

【实验目的】

观察人体在高温环境和低温环境状态下的生理功能变化(更多的观察见循环和呼吸系统的实验)。

【受试对象】

健康学生(高血压和低血压以及心脏病患者不可参加受试过程)。

【实验器材】

HPS-100 人体生理实验系统(成都泰盟软件有限公司生产),呼吸换能器,心电图Ⅱ导联引导电极,血压换能器,体温换能器,低氧混合气体(制备模拟拉萨空气氧含量为 13.44% 的混合气体),血氧饱和度换能器。

【实验步骤和观察项目】

1. 实验准备　调试 HPS-100 人体生理实验系统以及呼吸、血压和体温换能器,将各个换能器和心电图Ⅱ导联与受试者连接,记录一段曲线,如有干扰,需排除。每项观察结束后,受试者休息 10min,再进行下一步骤和观察。

2. 观察指标　观察受试者体温、心率和心脏活动节律及血压、呼吸节律和频率及血氧饱和度的变化(记下各观察项目在不同状态下的数据),以及指端毛细血管是否扩张等。

3. 环境变化对人体功能活动的影响。

(1)高温环境对人体功能活动的影响:实验室Ⅰ温度设定为 25℃,实验室Ⅱ温度设定为 35℃。受试者先在实验室Ⅰ静坐 15min,记录受试者的体温、心脏活动的节律和频率、血压、呼吸节律和频率,观察面部和手指末端毛细血管扩张和出汗情况。随后受试者由实验室Ⅰ进入实验室Ⅱ,在该房间中静坐 15min(以受试者能承受为限度),记录受试者的体温、心脏活动的节律和频率、血压、呼吸节律和频率,观察面部及手指末端毛细血管扩张情况和出汗情况。比较在实验室Ⅰ和实验室Ⅱ测得的数据。

(2)低温环境对人体功能活动的影响:实验室Ⅲ温度设定为 10℃。受试者先在实验室Ⅰ静坐 15min 并记录对照,随即进入实验室Ⅲ静坐 15min,记录受试者的体温、心脏活动的节律和频率、血压、呼吸节律和频率,观察面部及手指末端毛细血管扩张情况和出汗情况。比较在实验室Ⅰ和实验室Ⅲ测得的数据。

(3)低氧环境对人体功能活动的影响:记录对照后,吸入低氧混合气体 10min,记录受试者心脏活动的节律和频率、血压、呼吸节律和频率及血氧饱和度等的变化。

(4)倒立-失重对人体功能活动的影响:受试者在教室静坐 30min,记录其对照后,记录其靠墙倒立 5min 期间的心脏活动节律和频率、呼吸节律和频率及血氧饱和度等的变化。

4. 整理实验结果　比较各观察项目在不同状态下的数据和其他指标的变化,书写实验报告。

【注意事项】

1. 实验观察(3)和(4)需严格挑选适宜受试者,以确保受试者在实验过程中的安全。

2. 接受不同温度环境的刺激,以受试者能忍受的时间为前提(如不能忍受 15min 者可以缩短受试时间)。

二、急性心理应激与正念冥想对人体功能活动的影响

【实验原理】

心理应激是个体通过认知和评价,察觉到应激原的威胁或挑战时,引起的心理和生理活

动的一种紧张状态。人体在心理应激状态下,下丘脑-腺垂体-肾上腺皮质轴和交感神经-肾上腺髓质轴发生变化,导致血液中糖皮质激素和儿茶酚胺水平增高。强烈的急性或长期的慢性应激,均引起神经-内分泌系统的功能活动异常和免疫系统的功能降低。

正念冥想亦称积极唤醒。正念冥想可缓解精神紧张,使个体的心情宁静,心胸开阔,愉悦地接受现实生活中的一切并对未来充满信心;可改变脑部结构,增强学习记忆和工作能力;还可通过增强免疫力和激发潜力,使个体的心身更加健康。

【实验目的】

学习和掌握急性心理应激模型的诱导和观察方法,了解应激对人体生理和心理功能的影响及机制;学习和掌握正念冥想的方法,感受正念冥想给身心带来的愉悦,为向大众推广正念冥想奠定理论和实践的基础。

【受试对象】

学生(心理脆弱和晕血者不作为受试者)。

【实验器材】

HPS-100人体生理实验系统、脑电图和心电图引导电极、血压和呼吸换能器、播放器、耳机、坐垫、抑郁自评量表(SDS)、状态-特质焦虑问卷(STAI)、采血针、采血管、肾上腺素和肾上腺糖皮质激素检测试剂盒(可选)。

【实验步骤和观察项目】

1. 实验前准备 提前2~3周将附录1(见第五章)所述简易正念冥想训练方法告知受试者,让其按照训练方法,每天自行练习2~3次以学会正念冥想方法。

2. 实验观察。

(1)记录对照:实验开始时,所有受试者均佩戴血压、心率、呼吸及脑电记录相关引导电极和传感器,连接HPS-100人体生理实验系统并记录对照数据。同时,采静脉血2ml用于检测肾上腺素和肾上腺糖皮质激素(可选项)。

(2)心理应激诱导引起的变化:所有受试者同时戴上耳机观看惊险刺激的影视剧片段(3D版)2~3段,持续时间约30min,记录受试者血压、心率、呼吸及脑电数据。采静脉血2ml用于检测肾上腺素和肾上腺糖皮质激素(可选项)。

(3)分组实验:将受试者随机分成正念冥想和对照两组,正念冥想组进入安静房间按照附录1所示方法做正念冥想练习;对照组继续留在影视间自主活动;20min后记录受试者血压、心率、呼吸及脑电数据。采静脉血2ml用于检测肾上腺素和肾上腺糖皮质激素(可选项)。

(4)抑郁和心理自评:所有受试者在尽可能短的时间内完成附录2(见第五章)所示抑郁自评量表和附录3(见第五章)所示焦虑状态-特质问卷(STAI)两份心理测评问卷,其结果做抑郁和焦虑程度判定。

3. 比较不同状态下上述指标的变化。书写实验报告。

【扩展观察项目】

1. 舒缓音乐对人体功能的影响 受试者双腿交叉坐在垫子上。实验者为受试者连接脑电和心电图引导电极及血压和呼吸换能器,引入 HPS-100 人体生理实验系统。受试者睁眼状态,左脚后跟贴近身体,右脚放在左小腿或大腿上,双手掌心向上平放在左右大腿上,身心放松,记录对照脑电、心电、血压和呼吸。为避免教室内的声音干扰,受试者戴上耳机收听舒缓音乐 10min 时,记录脑电、心电、血压和呼吸的变化。重复 1 次受试者处于闭眼状态下的变化。

2. 正念冥想对人体功能的影响　受试者睁眼状态,记录对照脑电、心电、血压和呼吸。想象自己置于充满和煦阳光和鸟语花香的树林,心里充满对自然和生活的热爱;关闭播放器;排除杂念,静听自己的呼吸声,呼吸越来越深慢。在 10min 时,记录脑电、心电、血压和呼吸的变化。重复 1 次受试者处于闭眼状态下的变化。

【注意事项】

1. 个体在实验期间保持身体放松和心情平静。

2. 每项观察后,受试者休息 10min,再进行下一步骤和观察。

三、整合性思考题

1. 高温、低温及缺氧环境对人体各种功能活动的影响及机制。

2. 在各种应激刺激下,人体有哪些应对措施或通过哪些调节以维持人体功能的稳定?

3. 正念冥想的机制和意义以及研究的进展。

四、知识拓展

近期研究表明,正念冥想的主要益处在于告别负面情绪。每天 20min 的正念冥想练习,有助于内心的平静,能促进身心健康。正念冥想可以使身心得到引导和提升:微微地闭上双眼,深深地吸气,让氧气滋润全身,缓慢地呼气,将体内废气连同不快呼出;让心胸开阔地去追求美好的事物,对未来充满信心。

正念冥想可改变脑部结构,缓解精神抑郁;增强工作记忆能力和认知功能;使负责注意力和积极情绪的大脑皮质增厚,同负面情绪有关的杏仁核变小和活动减弱;可减轻心脏病患儿手术后疼痛,减轻因疼痛所致的心率加快和血压升高,有利于心脏功能的康复。

近年,"正念冥想"相关学术论文不断增加;我国的国家社会科学基金资助正念冥想的科学研究;2015 年,中国心理学会成立"正念冥想"学术组,召开第一届全国正念冥想学术会议;中国人民解放军海军军医大学蒋春雷教授和王云霞教授等在其中做了许多开创性的工作。

(严亨秀　李英博)

第二节　人体运动功能的观察

人的躯体运动系统由骨、骨连接和骨骼肌等组成,在神经系统的调控和其他系统的配合下,起着支持体重、保护内脏、维持姿势和运动的作用。本实验主要观察人体骨骼肌收缩的

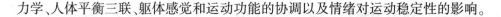

力学、人体平衡三联、躯体感觉和运动功能的协调以及情绪对运动稳定性的影响。

一、影响人体骨骼肌张力和缩短速度及程度的因素

【实验原理】

人体骨骼肌在自身和骨骼重力牵拉以及地心引力等前负荷的作用下,细胞内肌原纤维长度处于最适初长的状态。在此状态下,后负荷成为可观察的影响人体骨骼肌收缩张力和缩短速度以及程度的因素。在肌肉收缩时,首先产生张力克服后负荷,其收缩能力受整体功能和参与收缩组分的影响;当作用于不同后负荷时,其收缩的张力和缩短的速度及程度亦发生相应的变化。

【实验目的】

学习人体骨骼收缩肌张力和缩短速度及程度的同步记录方法;掌握影响人体骨骼肌张力和缩短速度及程度的因素及其机制。

【受试对象】

学生(心肺功能不良以致不能耐受实验过程者,可以不参加测试)。

【实验器材】

HPS-100人体生理实验系统,实验室内固定式脚踏车,不同阻力的握力器,肌张力换能器。

【实验步骤和观察项目】

1. 实验准备和提示 调试HPS-100人体生理实验系统和握力(张力)换能系统;测试不同阻力握力器在受到个体握持时能灵敏地反映出肌张力、缩短速度及程度的变化。每项观察结束,受试者休息10min,再进行下一步骤和观察。

2. 实验观察。

(1)不同阻力握力器对肌收缩力的影响:全班男生女生依次接受3种以上不同阻力握力器(表示肌收缩时承受不同的后负荷)的测试。受试者用右手(或左手)以最大力量尽快握持一种握力器,重复3次后休息3min,再对下一种握力器进行握持。记录在握持每种握力器时的肌张力、缩短速度及程度变化最大的数值。

(2)疲劳对运动能力的影响:受试者在实验室内固定式脚踏车上运动(或做俯卧撑)至感觉疲劳时,重复实验步骤(1)。

(3)数据测量:测量不同性别和状态下肌张力、缩短速度(收缩峰值/收缩始点至峰值时间)和程度(收缩始点至峰值的数值)的变化。统计男女生的实验数据,在同一坐标图内分别绘制男生和女生在实验步骤1和步骤2的握力曲线,比较二者的差异。

3. 书写实验报告。

【注意事项】

1. 参与实验的学生注意安全,须量力而行。

2. 保持实验过程安静有序。

3. 不要随意移动仪器设备。实验结束后将仪器设备擦拭干净。

二、人体平衡三联对姿势和运动平衡的影响

【实验原理】

由运动中枢发起、组织和协调的人体运动,有支持性和目的性运动两种,前者维持身体在空间的姿势和位置,后者表现为有目的的动作。姿势和运动平衡是指人体在运动过程中,头部与躯干以及各肢体间关系处于协调状态。姿势和运动平衡的反射性调节主要由视觉、深部感觉和前庭感觉的传入信息引起,由于三者的传入信息对姿势和运动平衡具有重要作用,合称为平衡三联。平衡三联的结构和功能改变,将对姿势、目的性运动和运动平衡产生影响。

【实验目的】

观察人体视觉和深部感觉及前庭感觉对姿势和运动平衡的影响;通过整合分析有关姿势和运动平衡的外周和中枢机制,加深对感觉和运动功能相互协调及机制的认识和理解。

【受试对象】

学生(内耳功能不良者可不参与实验)。

【实验器材】

黑色眼罩,膝关节制动夹板,有安全带的自动控制速度的旋转座椅(或旋转式电脑座椅)。

【实验步骤和观察项目】

1. 实验前准备　在实验室(或实验室过道)内画出从始点①到终点②共 30m 主直线;主直线距离墙面 1.5m;终点距地面 2.0m 处悬吊一气球。从终点左侧返回始点途中 10m③和20m④处,分别在左侧画一双线圆(内线圆直径 1.0m,外线圆直径 1.5m),从 20m 处双线圆④出口经主直线到①。每项观察结束后,受试者休息 10min,再进行下一步骤和观察。

2. 实验观察

(1)环形往返运动:受试学生从①出发开始计时,到达②时取下气球随身携带,经过 2 个双线圆后返回①处计时结束。记录全程耗时;观察和记录其经过取气球和 2 个双线圆回到①的过程中所消耗的时间、整体姿势和运动平衡以及目的性运动的维持能力。

(2)视觉对运动的影响:同一受试学生佩戴黑色眼罩后,从①出发开始计时,至回到①处结束计时。观察和记录其经过取气球和 2 个双线圆回到①的过程中所消耗的时间、整体姿势和运动平衡以及目的性运动的变化。

(3)本体感觉对运动的影响:同一受试学生取坐位摘除眼罩,用夹板固定左或右膝关节,重复以上运动过程,观察其对运动时间、整体姿势和运动平衡以及目的性运动的影响。

(4)前庭器官刺激对运动功能的影响:同一受试学生取坐位解除膝关节制动夹板,进入自动控制旋转座椅坐好并系好安全带(采用旋转电脑座椅,由实验者控制转速和时间)和辨认方向(东南西北);实验者观察其有无眼震颤并做好记录。启动电源,定时 1min,转速为 60转/min。受试者在座椅向右旋转 1min 期间保持睁眼状态。转椅停止时,实验者观察其有无眼震颤。休息 3min。转速不变。受试者在座椅向左旋转 1min 期间保持睁眼状态,旋转

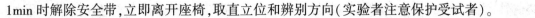

1min 时解除安全带,立即离开座椅,取直立位和辨别方向(实验者注意保护受试者)。

3. 比较同一受试者和不同受试者在以上实验条件下消耗时间的差异。叙述在实验期间,整体姿势和运动平衡以及目的性运动和方向感的变化。

4. 整理实验结果和书写实验报告。

【注意事项】

1. 注意安全,避免摔倒。

2. 不要空腹或过饱。

3. 保持实验过程安静有序。

三、人体感觉和运动功能的关联

【实验原理】

人的体表分布有痛温触压以及位置和图形等感受器,内部脏器分布有对牵拉和缺血等刺激敏感的感受器,这些感受器受到适宜刺激时,经换能转变的传入神经冲动到达大脑皮质和皮质下中枢,通过分析整合,引起特定感觉的同时,通过传出神经冲动,使某些躯体部位运动形式和内脏器官的功能活动发生同环境相适应的变化。

【实验目的】

通过实验,加深对人体感觉同躯体和内脏活动的联系以及对人体主动适应环境因素变化能力的认识;掌握人体意识活动和躯体运动反射的功能意义。

【受试对象】

学生。

【实验器材】

HPS-100 人体生理实验系统,呼吸和肌张力换能器,叩诊锤,棉签,钝头棉签,冰袋,热水袋,眼科缝针和缝线,持针钳,手术盘等。

【实验步骤和观察项目】

1. 实验准备 调校 HPS-100 人体生理实验系统。受试者连接 Ⅱ 导联心电图和呼吸换能器,保持安静状态。

2. 实验观察。

(1)局部刺激与整体反应:受试者取坐位,暴露一侧手臂并平放在实验桌上。实验者右手拇指和示指末端持棉签并露出竹签端,让受试者闭眼后轻刺其手臂,观察其手臂以及心率、呼吸和情绪活动等的变化。令受试者睁眼,在实验者刺激其手臂动作发出时,其手臂和内脏及情绪活动有无变化?

(2)触觉感受:受试者安静坐位。实验者将棉签的棉纤维拉出,用棉纤维轻抚受试者手臂,令其叙述感觉;随后用棉签和竹签作用于手臂,令其叙述感觉的变化。

(3)皮肤对文字和图形的感受:受试者坐位,安静闭目。实验者用钝头棉签在其暴露的体表写字或画图,观察其能否准确地辨识。

(4)精细感觉和运动功能测试:实验者在光线充足处取坐位,在其面前手术盘内放置眼科缝针、缝线和持针钳。实验者开始计时,受试者一手用持针钳夹持手术缝针,另手取缝线穿过针眼并引出 3cm 线后用持针钳夹住缝线(一次成功操作)。取下缝线,将缝针和持针钳放入手术盘内。重复上述操作。3min 时停止。计数其完成的操作次数。

(5)跟-膝-胫运动协调功能测试:受试者睁眼平卧,开始上抬一侧下肢时计时,用足跟触及对侧膝盖后即沿胫骨前缘下移至足背时结束计时。闭眼后重复上述动作。观察动作是否流畅? 睁眼和闭眼状态下有无差异?

(6)指鼻实验:受试者睁眼坐位,手臂外展伸直,先练习示指尖轻触其鼻尖,速度由慢到快。开始实验时,实验者计时和计指鼻次数,持续 1min 停止。受试者闭眼手臂外展伸直,重复上述实验。比较全班学生在闭眼和睁眼状态下,单位时间内指鼻次数的差异。

(7)膝跳反射:受试者取坐位,小腿自然下垂。实验者以左手托起其膝关节使之弯曲约120°,右手用叩诊锤叩击膝盖髌骨下方的股四头肌腱,观察其小腿活动的变化。休息 3min,连续 3 次叩击相同部位,观察小腿活动有无变化?

3. 把上述实验按体表感觉-运动反射、体表-内脏活动反射、目的性运动和躯体运动反射等进行分类,整理实验结果和书写报告。

【注意事项】

1. 每项观察结束后,受试者休息 10min,再进行下一步实验。

2. 实验过程中注意安全。

四、情绪反应对运动稳定性的影响

【实验原理】

情绪是人对客观事物是否符合主观需要而产生的心理体验,表现为愉快、激动、紧张和恐惧等。大脑皮质、边缘系统、丘脑和下丘脑等部位,参与人体情绪的发生和发展以及相应的内脏和躯体运动的调节。人体随意性和目的性运动的稳定性,受大脑皮质、小脑和基底神经节等部位的整合性调控。在环境因素导致个体情绪激动和精神紧张时,常伴有心率加快、血压升高和瞳孔散大等内脏活动变化,同时可对躯体运动的稳定性产生影响。

【实验目的】

培养比赛过程中的心理自制和自信以及团队配合的能力;观察场景因素所致情绪反应对运动稳定性的影响并探讨其机制。

【受试对象】

学生。

【实验器材】

面盆或托盘,玻璃珠(直径 16mm),小孔径容器(孔径 20mm),玻璃棒(直径 8mm),乒乓球,乒乓球拍等。

【实验步骤和观察项目】

1. 实验准备。

(1)心理提示:实验指导教师告诉学生:获得本次比赛综合成绩为全班前 3 名的个人和

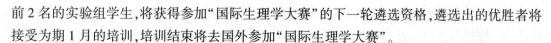

前2名的实验组学生,将获得参加"国际生理学大赛"的下一轮遴选资格,遴选出的优胜者将接受为期1月的培训,培训结束将去国外参加"国际生理学大赛"。

(2)分组:男女学生各3名为1组(分别编为甲、乙、丙、丁等组)。选出组长负责本组实验过程。

(3)规划运动路线:在实验室或过道内划一条20m的直线,标明A至B处(亦可画2条平行线,分别标明A到B和A1到B1,以用于组间比赛)。在比赛过程中,未参赛的学生用"加油"的呼声制造紧张气氛,使参赛学生的心情和精神保持在紧张和激动的状态。

2. 对照 各组学生轮流作为实验者(或裁判)和受试者。实验者记录受试者个人和组内全体学生的结果。受试者在安静状态下进行实验。

(1)实验者计时3min,宣布实验开始。每组学生同时用玻棒夹出浸泡在盘子水中的玻珠并放在小孔容器内。分别记下个人的和组内的置入小孔容器内的玻珠数。

(2)A和B处各3位学生。A处学生用乒乓球拍托1个乒乓球做好准备。实验者计时5min,宣布实验开始。A处学生尽可能又快又稳地到达B处,随即将乒乓球拍和其上的1个乒乓球交给B处的学生,B处学生到A处(循环1次)再交给A处的学生。记下个人在A和B间的用时(把球拍稳定地交给下一位同学)和乒乓球脱拍次数,以及组内循环和乒乓球脱拍次数。

3. 组内比赛。

(1)实验者计时3min,宣布比赛开始。每组学生同时用玻棒夹出浸泡在盘子水中的玻珠并放在小孔容器内。分别记下个人的和组内的置入小孔容器内的玻珠数。

(2)A和B处各3位学生。A处学生用乒乓球拍托1个乒乓球做好准备。实验者计时5min,宣布比赛开始。A处学生尽可能又快又稳地到达B处,随即将乒乓球拍和其上的1个乒乓球交给B处的学生,B处学生到A处再交给A处的学生。记下个人在A和B间的用时和乒乓球脱拍次数,以及组内循环和乒乓球脱拍次数。

4. 组间比赛。

(1)每次2组。裁判2人。参赛者围着盘子取直立位。裁判计时3min,宣布比赛开始。每组学生分别把夹持的玻珠放在各自的小孔容器内。裁判分别计数个人的和组内的置入小孔容器内的玻珠数。

(2)甲组学生站在A到B处,乙组学生站在A1到B1处。A和A1处学生分别用乒乓球拍托1个乒乓球做好准备。裁判计时5min,宣布比赛开始。A和A1处的学生尽可能又快又稳地到达B和B1处,将乒乓球拍和其上的1个乒乓球交给B和B1处的学生,B和B1处学生返回到A和A1处,再交给A处的学生。记下组内循环和乒乓球脱拍次数。

5. 成绩计算 通过以下各项的成绩计算,得出综合成绩为全班前3名的个人和前2名的实验组。

(1)置入小孔容器内的玻珠数的成绩计算:置入小孔容器内的每个玻珠数计1分,计算每个学生在不同状态下的得分,以此得出全班男女生个人成绩前3名;从每组6位学生的总数中求得不同状态下各组的均值和标准差。

（2）耗时数和乒乓球脱拍次数的成绩计算：每个学生在 A 和 B（或 A1 和 B1）的耗时用秒计，乒乓球脱拍以次数计，计算每个学生的平均耗时和乒乓球脱拍次数，以此得出全班男女生个人成绩前 3 名；从每组 6 位学生的总耗时数中求得不同状态下的均值和标准差以及乒乓球脱拍次数。

6. 根据均值和标准差，比较在对照和不同比赛中，全班男女生个人和各组间的差异。列表和作图并书写报告。

【扩展观察项目】

在实验室内置有 1.0kg、5kg、10kg、15kg、20kg、25kg、30kg、35kg 和 40kg 的哑铃，请分别（模拟）用自己的左手或右手握提不同重量的哑铃，记录不同等张收缩时的肌张力、缩短速度和程度（哑铃离地面的厘米数）的值及最大张力值（想象值）。根据想象数值，分别绘制左上肢和右上肢的肌张力-缩短速度曲线，比较其差异，分析等张和等长收缩的机制。

【注意事项】

1. 未参与受试或参赛的学生不可故意干扰他人操作。

2. 组间参赛要相互配合和理解。

3. 实验过程中要注意安全，避免冲撞。

4. 每次实验结束后休息 10min 再进行下一步骤的实验观察。

五、整合性思考题

1. 结合实验结果，分析不同状态下握力曲线变化的机制。

2. 人体骨骼肌运动性疲劳先后发生的部位（中枢、传出神经、神经肌接头和骨骼肌）以及疲劳发生和消除的机制。

3. 视觉、深部感觉和前庭感觉的主要功能以及三者在姿势和运动平衡中的协调作用。

4. 何谓躯体-内脏反射？有何意义？

5. 正性和负性情绪对个体内脏和躯体运动有何影响？分析其机制。

6. 场景因素所致情绪反应是否对个体运动的稳定性产生影响？为什么？

六、知识拓展

1. 平衡三联的作用 人体姿势和运动平衡的反射性调节主要由视觉、深部感觉和前庭感觉的传入信息引起，三者的传入信息对姿势和运动平衡具有重要作用，合称为平衡三联。

（1）视觉：视觉传导个体在相对静止和运动时同周围物体的方位以及和外界物体间关系的信息。中枢对传入信息进行整合产生特定视觉的同时，经有关运动中枢作用，适当改变个体姿势或及时地调整运动的方向和速率，以便更清楚地分辨物体、或维持同环境相适应的姿势、或使当时的某种运动能顺利地进行。在视觉障碍时，即使深部的和前庭的感觉功能正常，机体的运动也难以发生和进行，即使运动也难以维持平衡。

（2）深部感觉：深部感觉是位于骨骼肌、肌腱、关节囊及关节面等的各种感受器受到刺激时所产生的主观感觉。这些感受器又称为本体感受器。当人在闭眼时仍能感到自己肢体所处的位置和运动的情况,这种感觉称为本体感觉。肌梭和腱器官是分别感受肌的长度和张力变化的感受器。关节中的感受器感受关节屈伸程度和屈伸速率等的变化,传入冲动可达大脑皮质。肌梭和腱器官传入冲动的主要作用是调节肌紧张和协调肌收缩的程度,并为皮质下中枢提供信息。中枢通过对深部感觉传入的信息进行综合和分析,使个体感受到身体所处的空间位置、姿势和运动范围变化的同时,对相应的运动进行精细的调节。

(3)前庭感觉:当人的体位在空间的位置发生变化时,前庭器官的感受器受到刺激,传入冲动引起人的主观运动或体位移动的感觉,称之前庭感觉。人的平衡觉主要与头部的空间定向有关。空间定向主要取决于前庭器官的传入,其次为眼和本体感受器。

前庭器官的椭圆囊和球囊的毛细胞存在于各自的囊斑中,两个囊斑平面上分布的毛细胞,其顶部动毛和静毛的位置都不相同,故不同方向的直线变速运动可使相应的毛细胞受到刺激而兴奋。个体在水平方向从任何角度进行直线变速运动时的感觉,由椭圆囊囊斑上的毛细胞受刺激后传入信息引起;球囊囊斑上的毛细胞,则传入运动时头部在空间的位置和重力作用方向变化的信息。存在于半规管壶腹嵴中的毛细胞的适宜刺激是个体的旋转变速运动。

前庭器官受到较强和较久刺激时,传入到大脑皮质、小脑绒球小结叶和延髓迷走背核等部位的冲动异常增多,会引起"平衡-内脏反应",个体在产生平衡障碍和眩晕的同时,出现恶心、呕吐、面色苍白、心动过缓和血压降低等内脏活动的变化。

2. 肌紧张和运动。

(1)肌紧张和姿势的维持:骨骼肌的肌紧张是维持人体姿势的基础。人体的任何运动都是在肌紧张和某种姿势的条件下进行。姿势和运动是互相联系的。姿势是一切运动的起点和终点。每种运动都是在某个姿势的基础上发生的,运动的过程反映人体不同姿势的动态变化,如运动员表演的一套自由体操,可从中分解为许多个具有相互联系的姿势和动作。一旦运动停止,即回到某种姿势。因此,没有姿势,运动很难进行;没有运动,姿势难以维持。各种姿势的维持,运动的发生和进行过程中,原有的平衡被打破和新的平衡得以建立,则是中枢神经系统不断整合来自视觉、深部感受和前庭感觉等的传入信息,以及各级运动中枢的活动既对抗又协调的结果。

(2)支持性运动和目的性运动:人体运动功能分为支持性运动和目的性运动,前者维持身体在空间的姿势和位置,后者表现为有目的的动作。正常人在生活和工作中,坐和立都有稳定正确的姿势。头部转向、躯干和四肢伸展与弯曲,以及有目标的手或脚的运动等,表现出动作的协调。平衡就是指人体各种姿势的相对稳定和运动时头部与躯干以及各肢体间关系的协调。

3. 随意运动的产生机制　随意运动的产生机制尚未阐明。除由大脑皮质发起和组织外,多个脑部位参与随意运动的执行和协调过程。目前认为:①随意运动的指令由皮质联络区发起;②运动程序的设计在大脑皮质、基底神经节和小脑外侧部进行;③基底神经节和小脑将设计的运动程序,经丘脑外侧腹核输入大脑皮质运动区;④大脑皮质运动区发出的冲动经皮质脊髓束和皮质核束等传导束下行,发起和调节相应的肌群运动;⑤起源于运动皮质的和由皮质脊髓束侧支的纤维,经脑干某些核团接替后形成的顶盖脊髓束、红核脊髓束、网状脊髓束和前庭脊髓束等,发出冲动至脊髓前角运动神经细胞,以配合和执行皮质发起的随意运动;⑥肌运动过程中的信息经前庭感觉、本体感觉和视觉等传入至皮质和小脑,小脑再投射至脑干,以对运动进行调整。通常由大脑皮质运动区发出的信息多于为完成随意运动所需要的信息。在视觉功能的配合下,小脑能计算出运动皮质的信息到达肌所需的时间,并能估计肌运动的速度。在肌开始活动后的适当时间,小脑便对运动皮质发出适当的控制性冲动,去抑制活动着的肌而兴奋对抗肌以产生适当的"制动"作用,使运动能准确地停止在所想要达到的位置上。

(杨树龙 李 芝)

第三节 人体血液功能的观察

血液是循坏流动于人体心血管系统中的红色液体,具有物质运输、缓冲酸碱、维持体温以及参与人体防御和保护等功能。很多疾病可导致血液成分或性质发生特征性变化,故临床血液检查在疾病诊治中有重要的价值。本实验从出血和凝血时间测定、红细胞的特性以及血型鉴定等方面观察人体血液的功能。

一、人体生理止血功能的测定

【实验原理】

生理止血是指正常情况下小血管受损后引起的出血在几分钟内自行停止的现象。生理止血避免血液的流失,保证人体正常生命活动的进行,是人体的自我保护机制之一。生理止血包括三个过程:①受损局部小血管收缩,增大血流阻力,减少出血和有利于血小板在受损血管处粘着;②血小板在受损局部激活、发生黏附、释放和聚集,形成止血栓;③在血小板和血管内外源性凝血系统的综合作用下,启动血液凝固过程,形成牢固的止血栓。临床将从小血管受损,开始出血到血液在创口停止流出时所需的时间,称为出血时间。在血液从流出体外至凝固时所需的时间为凝血时间,用以检查血凝过程的快慢。出血时间和凝血时间的长短反映人体生理止血功能是否正常,血小板和凝血因子的数量减少或功能异常等,均可导致出血时间和/或凝血时间的延长。本实验中所采用的测量方法,具有操作简便易行和实验条件要求低的优点,由于其测量值的准确性不高,在临床上不再使用,但仍在医学相关专业的实验室中开展以训练学生的基本技能。

【实验目的】

学习测定出血和凝血时间的方法;通过测定出血时间和凝血时间,认识人体生理止血的状况和加深对止血机制的理解。

【受试对象】

学生志愿者(无血液相关疾病如凝血功能障碍和血液传染性疾病如乙型肝炎等,未服用影响凝血和止血功能的药物如阿司匹林等)。

【实验器材】

一次性消毒采血针,秒表,小滤纸条,酒精棉球,毛细玻璃管(长约 10cm,内径 0.8 ~ 1.2mm),玻片,大头针。

【实验步骤和观察项目】

1. 出血时间的测定(Duke 法)　实验者用酒精棉球为受试者的指尖或耳垂皮肤消毒,再用无菌干棉球擦干。随即用一次性消毒采血针穿刺皮肤 2 ~ 3mm,待血流自然流出后立即开始计时,勿用手挤压。从穿刺后开始每隔 30s 用滤纸吸去血滴一次(不要触及皮肤),使血点在纸片上依次排列,直到血流停止,根据血滴计算血时间。用此法测得的正常止血时间为 1 ~ 4min。

2. 凝血时间的测定。

(1)毛细管法:采血方法同上。血液自然流出后,用棉球吸去第一滴血。用毛细玻璃管吸取第二滴血,直至充满管腔为止。立即计时。每隔 30s 折断毛细玻璃管 5 ~ 10mm,直至两段玻管间有血丝连接,表示血液已凝固,此段时间为凝血时间。用此法测得的正常凝血时间为 2 ~ 7min。

(2)玻片法:采血方法同上。血自然流出后,用棉球吸去第一滴血。待血液重新自然流出即开始计时,并将血液滴加在玻片上,每隔 30s 用大头针纵行挑血 1 次(均为相同方向),直至挑起细微血丝,表示血液已经凝固,此段时间即为凝血时间。用此法测得的正常凝血时间为 2 ~ 8min。

3. 整理实验结果和书写实验报告。

【注意事项】

1. 采血时必须严格消毒以防止感染。

2. 采血时应让血液自然流出,不可挤压。

3. 服阿司匹林和噻氯吡啶等抗血小板药物者不能作为受试者。

4. 若受试者出血时间长于 20min,应立即停止测定并用消毒棉球压迫止血。

5. 实验操作过程中应佩戴手套,避免接触受试者血液。

6. 使用后的采血针和大头针以及有血液沾染的废弃物,应按照医学垃圾分类,分别放入专用容器和黄色生物垃圾袋内。

二、人体红细胞生理实验

【实验原理】

血液是流动于心血管系统中的液体组织,由血浆和血细胞组成。红细胞是血液中数量最多的一种血细胞,在运输氧和二氧化碳中具有十分重要的作用。维持正常的红细胞数量和功能,对实现血液功能具有重要意义。

红细胞具有渗透脆性、悬浮稳定性和抗原特异性等生理特性。红细胞的渗透脆性是指红细胞在低渗溶液中发生膨胀破裂的特性。红细胞具有一定的抵抗低渗溶液防止其破裂的能力,红细胞膜对低渗溶液的抵抗力越小,渗透脆性越高。红细胞在血浆中具有保持分散悬浮状态而不易下沉的特性,即悬浮稳定性。通常将第一小时末红细胞下沉的距离称为红细胞沉降率,简称血沉。双凹碟形的红细胞下沉较慢,血浆球蛋白特别是纤维蛋白原能加速血沉,血浆中胆固醇增多时,也可加速血沉;白蛋白和磷脂酰胆碱的作用则相反,可减慢血沉。红细胞结构的完整和在血浆中分散悬浮的随血浆流动,是红细胞完成功能的前提和基础。根据不同个体的红细胞膜上的某些特异性抗原(凝集原)的类型,将人群的血液区分成不同的类型,称为红细胞血型(blood group),简称血型。目前与临床关系最密切的是 ABO 和 Rh 血型系统。血型的鉴定,是保证输血安全的最基本要求。

本实验由静脉采血,从多角度认识人的红细胞及其特性。

【实验目的】

通过测定正常人血液中红细胞的数量、红细胞的脆性、血沉及血型等,理解红细胞的功能及其生理特性,分析红细胞完成其功能的条件和基础,进而加深不同生理或病理条件红细胞功能和特性变化及其对整体功能影响的理解。

【受试对象】

学生志愿者(无血液相关疾病如凝血功能障碍和血液传染性疾病如乙型肝炎等,未服用影响凝血和止血功能的药物如阿司匹林)。

【实验器材】

1. 器材:止血带,垫枕,灭菌棉签。静脉抽血用一次性针头,负压抽血试管(每位受试者枸橼酸钠抗凝和肝素抗凝试管各 1 支),试管架,干燥干净玻璃试管 13 支(3~4ml,管口不能太小),微量吸管(10μl),干燥干净三凹玻片(每位受试者 1 片),显微镜,血细胞计数板,计数器,魏氏法血沉架和血沉管,滴管,洗耳球,移液管,牙签,已消毒干棉签。

2. 药品:10g/L NaCl 溶液,0.85% NaCl 溶液(生理盐水),1.9%尿素溶液,蒸馏水,标准血清 A 和标准血清 B(ABO 血型系统)以及标准 D 血清(Rh 血型系统),红细胞稀释液即 Hayem 稀释液($NaCl$,Na_2SO_4,$HgCl_2$),医疗消毒用聚维酮碘和酒精。

【实验步骤和观察项目】

1. 实验准备　准备实验用各试管内相应稀释液。

(1)红细胞计数用试管 1 支,管内加入红细胞稀释液 2.0ml。

(2)血型测定用试管 1 支,管内加入生理盐水 1ml。

(3)红细胞脆性实验用试管 11 支,按照表 2-1 所示编号 1~8 并分别加入 10g/L NaCl 溶液和蒸馏水,制备成相应浓度的 NaCl 溶液,9~11 号试管分别加入 2.5ml 0.85% NaCl 溶液、1.9%尿素溶液和蒸馏水。

表 2-1　红细胞脆性实验稀释液配制

试管号	1	2	3	4	5	6	7	8
10g/L NaCl(ml)	1.9	1.7	1.5	1.3	1.1	0.9	0.7	0.5
蒸馏水(ml)	0.6	0.8	1	1.2	1.4	1.6	1.8	2
NaCl 浓度(%)	0.76	0.68	0.6	0.52	0.44	0.36	0.28	0.2

2. 静脉采血 选取肘正中静脉(前臂内侧或手背静脉),于静脉穿刺部位上方 4~6cm 处扎紧止血带,并嘱受试者握紧拳头,使静脉充盈显露。消毒皮肤,聚维酮碘或酒精以穿刺点为中心,消毒范围大于 5cm,待干。在穿刺部位下方,以左手拇指拉紧皮肤并固定静脉,右手持针头斜面向上与皮肤成 15°~30°,在静脉上或旁侧刺入皮下,再沿静脉走向潜行刺入静脉,见回血后将针头略放平,稍前行固定不动,先后连接 2 个真空试管各抽血 2.5ml,抽血完成放松止血带(止血带使用时间不能超过 1min,可以在开始连接真空抽血管时即放松止血带),嘱受试者松拳。取血结束时以干棉签按压穿刺点,迅速拔出针头,并要求受试者压迫不少于 3~5min。每抽出 1 管血液,均需及时轻缓颠倒试管 8~10 次混匀抗凝剂和血液。

3. 实验用稀释血的准备。

(1)红细胞计数用稀释血:红细胞计数用 200 倍稀释血,稀释步骤如下:取肝素抗凝混匀血 10μl 加入含红细胞稀释液 2.0ml 的试管中,轻吹入试管底部,再用稀释液清洗吸管 2~3 次,立即混匀。

(2)血型测定用稀释血:用滴管取肝素抗凝混匀血 1 滴加入含 1ml 生理盐水的试管中,混匀,制备成稀释红细胞悬液。

4. 实验观察。

(1)红细胞脆性实验:用滴管取肝素抗凝混匀血各 1 滴,分别加入上述已经准备好的用于测定红细胞脆性的 11 支试管中,轻轻摇匀,室温静置 2h。观察结果从高浓度管开始,上层溶液开始出现透明红色且管底有红细胞者为开始溶血管;溶液透明红色,管底完全无红细胞者为完全溶血管。

(2)血沉的测定:将枸橼酸钠抗凝混匀血(血与抗凝剂比例为 4:1)吸入清洁、干燥的标准魏氏血沉管,并调至"0"刻度处。拭去管外附着的血液,将管严格垂直放置在血沉架上,避免阳光直射、振动和血液外溢。1h 后,读出血浆凹液面底部至沉降红细胞柱顶部之间距离数(mm),即为血沉结果。

(3)血型的测定:取干燥清洁三凹玻片 1 块,在小凹上方分别标明 A、B 和 D 字样。在对应的凹内分别滴入抗 A 标准血清、抗 B 标准血清和抗 D 标准血清各 1 滴。用滴管取血型测定用稀释血各 1 滴加入上述三种标准血清中,轻轻振动玻片使液体混匀。也可以用不同的牙签分别将血清和红细胞悬液混合。10~15min 后先用肉眼观察有无红细胞凝集现象。如果红细胞聚集成团,经振荡或轻轻搅动亦不散开,为"凝集"现象;红细胞散在均匀分布或虽似成团,一经振荡即散开,则为未凝集或"假凝集"。如不能确定,用低倍显微镜观察。根据反应结果判断血型。

(4)红细胞计数:采用推压法将盖玻片从计数板下缘平推盖在计数池上,混匀 200 倍稀释的血液,用微量吸管将稀释血液充入计数室,静置 3~5min,高倍镜下计数(用高倍镜依次计数中央大方格内 4 角和正中共 5 个中方格内的红细胞数,按照一定顺序计数避免遗漏,对压线细胞遵从数上不数下和数左不数右的原则)。计算受试者的红细胞数,即红细胞数(个/L)= 5 个中方格内的红细胞数/100×10^{12}。

5. 整理实验结果和书写实验报告。

【注意事项】

1. 取血学生应在实验前接受静脉采血的专门培训,严格按操作规范进行。

2. 各种溶液或稀释液的取量要准确。

3. 红细胞计数实验中,充池前要摇匀,应 1 次性充池完成,产生气泡、充池不足或溢出均需擦干净后重新充池。

4. 实验操作过程应佩戴手套,避免接触受试者血液;使用后的采血针应放入专用容器,有血液沾染的废弃物应丢弃于专用的黄色生物垃圾中。

三、整合性思考题

1. 血液从伤口流出,为什么会凝固?测定止血与凝血时间有何实际意义,二者的意义有何区别?

2. 简述血液的物理、生化和免疫反应的物质基础及其临床意义。

3. 从保证红细胞结构和功能完整性的角度,分析和思考:要保证安全和有效的输液或者输全血,需要满足哪些条件?为什么?

(赵春玲 袁 蕾 罗礼容)

第四节 人体循环功能的观察

血液循环是指在心泵的驱动下,血液沿心脏和血管组成的封闭管道系统中周而复始的流动。血液循环在物质的运输与交换、体液和免疫调节以及内环境稳态的维持等方面发挥作用。本实验通过对整合性人体循环功能检测和基本心血管反射功能的观察,以认识人体循环系统的主要功能。

一、整合人体循环功能检测

【实验原理】

循环系统主要是由心脏和血管组成的闭合的脉管系统。心脏是动力器官,其功能是泵血;动脉、毛细血管和静脉输送和分配血液至组织器官,完成物质交换和输送血液回心。心房或心室经历一次去极和复极(电周期)或收缩和舒张(机械周期)所消耗的时间,称为心动周期。在一个心动周期中,可动态观察到由心脏活动引起的心电图、心房和心室内容积和压力、心音、血流阻力和流量以及血压和脉搏图等的系列变化。

【实验目的】

学习整合记录和观察循环系统功能活动的方法;动态整合地理解循环系统功能活动的发生机制和相互间的内在联系。

【受试对象】

学生。

【实验器材】

HPS-100 人体生理实验系统,BL-420N 生物机能采集系统,实验室内固定式脚踏车,音乐播放器和耳机,压力性痛阈测定仪,血压记录套件,心电图引导电极,心音换能器,血氧饱和度换能器。

【实验步骤和观察项目】

1. 实验准备。

(1)仪器调试:调试和校正 HPS-100 人体生理实验系统和各种换能器。将无线信号接收器的接口插入到 BL-420N 的 CH1 通道,接收器指示灯常亮,表明采集系统对其识别成功。

(2)为受试者连接各种换能器:受试者取舒适坐位。实验者用75%的酒精对受试者四肢手臂腕关节及小腿踝关节内侧脱脂处理,并涂导电液,增加导电性,减少外界干扰。按照右上肢红色、左上肢黄色、左下肢绿色、右下肢黑色的顺序安放心电引导电极并连接入 BL-420N 上的心电图专用接口(图 2-1)。用绑带将心音换能器固定于受试者胸部(在胸前区左第 4 肋间正中)皮肤上,注意松紧度要适当,心音换能器插头接入 BL-420N 的CH1 通道。受试者手臂平放,手心向上,上臂与心脏保持同一水平,全身放松。实验者将袖带平整地缠在受试者左上臂,袖带下端在肘窝上方 2~3cm 处,松紧度以能够往里放入一指为宜,安置血压换能器并连接到 BL-420N 的 CH2 通道。血氧饱和度换能器探头指套固定在受试者右手中指指端甲床,换能器插头接入主机 CH3 通道以检测血氧饱和度。

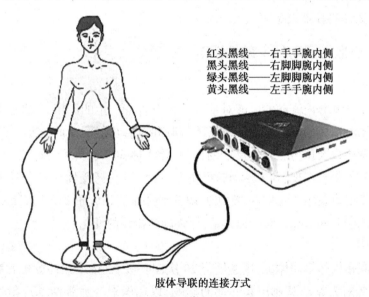

红头黑线——右手手腕内侧
黑头黑线——右脚脚腕内侧
绿头黑线——左脚脚腕内侧
黄头黑线——左手手腕内侧

肢体导联的连接方式

图 2-1　心电图标准肢体导联连接

2. 实验观察。

(1)记录对照:受试者休息 5~10min,同步记录 5min 的对照心电图、心音图、血压和血氧饱和度。

(2)运动对心血管功能活动的影响:受试者在实验室内固定式脚踏车上运动,记录上述指标在心率逐渐达最高心率的 60% 期间的变化。HR_{Max}(最高心率,次/min)= 220-年龄(岁)。如受试者 20 岁,其心率为(220-20)×60% = 120 次/min。达到 60% 时停止运动。同时记录上述指标在 5min 期间的变化。

（3）音乐对心血管功能活动的影响：受试者休息 5~10min。记录对照。受试者在计算机屏上选择喜爱音乐或歌曲并戴上耳机，先听舒缓音乐 10min，在继续听相同音乐时记录上述指标在 5min 期间的变化。

（4）情绪对心血管功能活动的影响：受试者休息 5~10min。记录对照。受试者在计算机屏上选择激昂音乐或剧烈打斗（或恐怖）声并戴上耳机，先听 10min，在继续听相同音乐或打斗声时记录上述指标在 5min 期间的变化。

（5）疼痛对心血管功能活动的影响：在受试者左手腕外侧面安置袖带压力性痛阈测定仪。受试者休息 5~10min。记录对照。随后对袖带内充气加压，通过点刺激引起受试者感觉疼痛（受试者感觉疼痛时在压力表上显示的最小压力值为疼痛阈），记录 3min 期间上述指标的变化。

3. 整理实验结果，列表和绘图（打印或剪接实验原图）并做好标记，书写实验报告。

【注意事项】

1. 电极或换能器需安置妥帖。

2. 保持安静。

3. 受试学生精神不要紧张。

4. 实验结束后将仪器设备擦拭干净。

二、人体心血管活动的反射性调节

【实验原理】

动脉血压是指动脉内流动的血液对单位面积血管壁产生的侧压力，是心血管功能活动的客观指标。动脉血压的波动可以实时反映心脏和血管功能活动的改变。正常情况下，通过神经和体液调节以及压力感受性反射的作用，使人体血压保持相对稳定。神经调节主要通过各种心血管反射来实现，其中颈动脉窦和主动脉弓压力感受性反射、颈动脉体和主动脉体化学感受性反射以及眼心反射等，在快速调节动脉血压中起重要作用。体位改变和深呼吸运动通过影响静脉回心血量和心输出量，导致动脉血压的变化。

【实验目的】

通过分别观察人体不同体位、快速进行 20 次深呼吸后、按压颈动脉窦和眼球以及吸入较高浓度 CO_2 等对人体动脉血压和心率的影响，以加深对心血管活动反射性调节机制的理解。

【受试对象】

学生。

【实验器材】

HPS-100 人体生理实验系统，血压记录套件，心电图 Ⅱ 导联引导电极，计时器和检查床等。

【实验步骤和观察项目】

1. 实验准备　调试 HPS-100 人体生理实验系统。实验者为受试者安放血压换能器以

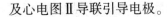

及心电图Ⅱ导联引导电极。

2. 实验观察。

(1)体位改变对心血管活动的影响:记录受试者在检查床上平卧5min期间的血压和心电图(观察心脏活动的频率和节律)作为对照。然后处于下蹲位5min时快速直立。分别记录下蹲位和直立后5min期间的动脉血压和心电图。

(2)呼吸运动对心血管活动的影响:受试者快速进行20次深呼吸,同步记录其深呼吸前和后的动脉血压和心电图。

(3)压力感受性反射对心血管活动的影响:受试者仰卧,头略向后倾。实验者用示指和中指置于受试者左或右侧颈动脉窦(位于颈部外侧的中部,颈动脉搏动最显著的地方),逐渐加压,以患者无不适为限。分别记录受试者加压前及按压左、右颈动脉窦20~30s后的动脉血压和心电图。

(4)眼-心反射对心血管活动的影响:受试者仰卧,双目自然闭合。实验者用左手中指、示指分别置于受试者眼球两侧,逐渐加压,以受试者不痛为限。分别记录给予眼球加压前及加压20~30s后的动脉血压和心电图。

(5)化学感受性反射对心血管活动的影响:用图1-26所示呼吸接口连接气囊进行呼吸,吸入含5%~7% CO_2空气20~30s,分别记录受试者吸入CO_2前和后的动脉血压和心电图。

3. 整理实验结果,列表比较不同处理前和后的血压和心率的差异,书写实验报告。

【注意事项】

1. 实验者动作轻柔地对受试者眼球加压。

2. 心率缓慢者、高度近视、青光眼或其他眼病者均禁忌做眼球按压。

3. 每个项目完成后,休息10min再继续下一项实验观察。

三、整合性思考题

1. 叙述在一个心动周期中,循环系统功能的动态变化及机制。

2. 体育运动和精神活动对心血管功能活动的影响及机制。

3. 维持人体动脉血压相对稳定的机制。

4. 受试者由下蹲位转为站立位后动脉血压有何改变,为什么?

四、知识拓展

1. 用哲学思维理解心脏的动态泵血过程 心室在心脏泵血活动中起主要作用,心动周期通常指心室的活动周期,因为心房收缩对心室舒张期充盈血液只起辅助作用。左心室和右心室的搏出量相等,肺动脉压为主动脉压的1/6,左心室的做功量为右心室的6倍。以左心室为例阐述其泵血的功能。在左心室舒张晚期,左心房收缩将其内血液挤入心室,使之得到进一步的充盈,随即左心房舒张和左心室开始收缩。左心室收缩,室壁张力增加使室内压升高,当室内压高于房内压时,室内血液反流推动二尖瓣关闭;此时,房室瓣和主动脉瓣均处于关闭状态,血液的不可压缩性致室内容积不变,心室继续收缩,三者共同作用,使室内压向更高的方向;当室内压高于主动脉压时,该压差推动主动脉瓣开放,心室和主动脉间的压差和心室仍在收缩,致室内血液快速泵入主动脉,室内容积迅速缩小和压力降低,主动脉内容积增大和压力升高,心室同主动脉间的压差减小,泵血速度减慢直至停止。左心室收缩结束即转入舒张。心室舒张,室壁张力降低致室内压下降,当室内压低于主动脉压时,主动脉内血液向心室方向反流推动动脉瓣关闭;此时,主动脉瓣和房室瓣均关闭,心室在其内容积不变的状态下继续舒张,致室内压向更低的方向发展;当室内压低于房内压时,该压差推动二尖瓣开放,心室内压低的"泵吸"作用和继续舒张,使心房和肺静脉内的血液顺房-室间压差快速流入心室,心室内容积和压力迅速增大和升高,肺静脉同心室内的压差减小,血液流入心室的速度减慢,室内容积缓慢增大;在心室舒张末期,心房收缩将其内的血液挤入心室,使之得到进一步充盈,随即进入下一个心动周期。

2. 人体在安静和运动期间心率变化的机制　人体内的交感和副交感神经都具有持续低频的放电活动,即紧张性作用。这种紧张性作用是中枢具有自主性活动的能力所致。两种神经对心脏的紧张性作用通过以下实验予以证明:测得某一个体在安静状态下的心率为80 次/min,单纯用阿托品阻断 M 受体的作用后,心率为170 次/min;单用普洛萘尔阻断 β_1 受体的作用,心率由80 次/min 减慢为60 次/min;同时用阿托品和普洛萘尔,心率由80 次/min 加快至120 次/min。结果表明,支配心的迷走神经和交感神经都有紧张性作用,但在安静状态下以心迷走神经的作用占优势。这种紧张性的强弱决定效应器官的活动水平,当兴奋性作用占优势时,该器官活动水平升高;当抑制性作用占优势时,其活动水平降低。这种紧张性作用的起源与神经和体液性的反射活动有关,如压力感受器传入冲动对心迷走中枢及其传出神经的紧张性活动产生影响。

（陈桃香　崔艳秋　冯　灵）

第五节　人体呼吸功能的观察

人体的呼吸过程包括肺通气(肺与外界环境之间的气体交换过程)、肺换气(肺泡与肺毛细血管血液之间的气体交换过程)、气体在血液中的运输、组织换气(组织毛细血管血液与组织细胞之间的气体交换过程),以及细胞内的生物氧化等基本过程。呼吸运动是整个呼吸过程的基础,在中枢神经系统的调控下,呼吸运动的深度和幅度可根据人体生命活动的需要而发生变化,本实验主要从肺通气功能和呼吸活动的反射调节两个方面来观察人体的呼吸功能。

一、人体肺通气功能的测定

【实验原理】

肺通气过程受呼吸肌的舒缩活动、肺和胸廓的弹性以及呼吸道阻力等多种因素的影响。肺通气功能障碍包括限制性通气不足和阻塞性通气不足两种类型。限制性通气不足是由于胸廓和肺呼吸动力减弱或弹性阻力增加,使吸气时肺泡的扩张受限导致肺泡通气不足,见于呼吸肌麻痹、肺和胸廓弹性变化以及气胸等情况;阻塞性通气不足是由于呼吸道狭窄或受压阻塞引起气道阻力增大所致的肺泡通气不足,常见于支气管平滑肌痉挛、气道内异物或气道外肿瘤压迫等情况。通过肺通气功能测定可以判断受试者是否存在肺通气功能障碍以及障碍的程度和类型。常用的肺通气功能测定指标包括潮气量、补吸气量、补呼气量、余气量、深吸气量、功能余气量、肺活量、用力肺活量、肺总量、肺通气量、最大随意通气量、通气贮量百分比和肺泡通气量等(其中余气量、功能余气量、肺总量以及肺泡通气量测定需要用氢稀释法或检测动脉血 PCO_2,技术要求较高,本实验不做介绍)。

【实验目的】

学习应用人体呼吸流量传感器测量肺通气功能的方法。

【受试对象】

学生。

【实验器材】

HPS-100 人体生理实验系统,BL-420N 生物机能采集系统(成都泰盟软件有限公司生产),人体无线接收器,人体无线采集系统,人体呼吸流量传感器,鼻夹,弹力胸围。

【实验步骤和观察项目】

1. 实验准备。

(1)连接无线接收器:将无线信号接收器的接口插入到 BL-420N 的任意通道,待接收器指示灯常亮,表明采集系统对其识别成功。

(2)启动无线采集系统主机:长按采集主机电源键按钮 2s,听到"嘀"声后松开,此时主机"电量"指示灯亮起。采集主机"通讯中"指示灯和接收器指示灯闪烁说明通讯成功。

(3)连接呼吸流量传感器:如图 2-2 所示依次将纸质吹嘴、过滤器、呼吸传感器相连,同时将呼吸传感器信号输入线接口插入采集主机的任意通道,此时 BL-420N 显示屏对应通道数字为"3",表示传感器识别成功。

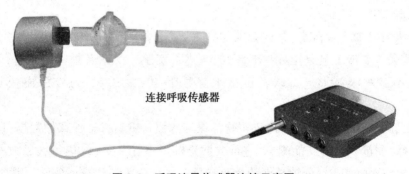

连接呼吸传感器

图 2-2　呼吸流量传感器连接示意图

(4)启动 BL-420N 软件:启动 BL-420N 软件,选择实验模块中的"人体生理实验"菜单中的"人体肺功能",开始实验。

2. 实验观察。

(1)记录对照:受试者安静坐好,戴上鼻夹,手持呼吸流量传感器,经呼吸吹嘴正常呼吸。

点击工具条上的"开始"按钮进行实验。受试者呼吸时最好闭上眼睛或背对屏幕,不看呼吸波形,如图2-3所示。

（2）测定肺活量:受试者正常平静呼吸1min,然后在某次平静呼气末尽力吸气后缓慢向吹嘴尽力呼出气体,添加标记"肺活量"。

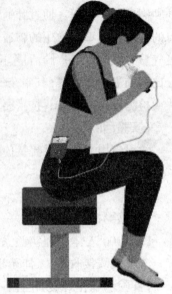

（3）测定补呼气量:受试者继续正常呼吸,待呼吸平稳后,在某一次平静呼气末,再尽力呼气,添加标签"补呼气量"。

（4）测定补吸气量:受试者继续正常呼吸,待呼吸平稳后,在某一次平静吸气末,再尽力吸气,添加标签"补吸气量"。

点击工具条上的"停止"按钮停止实验并保存数据。重新打开保存的数据,点击鼠标右键,依次选择"测量"→"肺功能测量"进行数据分析。分别测出潮气量、补吸气量、补呼气量、深吸气量和肺活量,并计算肺通气量(潮气量×呼吸频率)。

图2-3 人体肺通气功能的测定

（5）用力肺活量和用力呼气量测定:受试者安静坐好,戴上鼻夹,手持呼吸流量传感器,经呼吸吹嘴正常呼吸。点击工具条上的"开始"按钮进行实验。受试者呼吸时最好闭上眼睛或背对屏幕,不看呼吸波形。受试者正常平静呼吸10s后,尽最大能力深吸气,并以最大力量和最快速度呼气,直至无气体呼出。

点击工具条上的"停止"按钮停止实验并保存数据。重新打开保存的数据,点击鼠标右键,依次选择"测量"→"肺功能测量"进行数据分析。分别测量用力肺活量(FVC),第1s用力呼气量(FEV_1),第2s用力呼气量(FEV_2),第3s用力呼气量(FEV_3),并计算FEV_1/FVC、FEV_2/FVC和FEV_3/FVC。

（6）最大随意通气量测定:受试者安静坐好,戴上鼻夹,手持呼吸流量传感器,经呼吸吹嘴正常呼吸。点击工具条上的"开始"按钮进行实验。受试者呼吸时最好闭上眼睛或背对屏幕,不看呼吸波形。受试者正常平静呼吸10s后,再尽力作深而快呼吸,并持续15s。

点击工具条上的"停止"按钮停止实验并保存数据。重新打开保存的数据,点击鼠标右键,依次选择"测量"→"肺功能测量"进行数据分析。分别测量15s内每次尽力深快呼吸的通气量,相加后再换算成每分钟最大随意通气量。并计算通气贮量百分比[(最大随意通气量−每分钟肺通气量)/最大随意通气量×100%]。

3. 模拟通气功能异常。

（1）模拟阻塞性肺通气功能异常:先用保鲜膜覆盖呼吸流量传感器,并将保鲜膜中央剪一个直径1cm左右的孔,再安装纸质吹嘴,模拟呼吸道狭窄。受试者重复上面的实验观察（2）~（6）。描记阻塞性肺通气功能异常时的呼吸曲线,测量并计算相关数据。

（2）模拟限制性肺通气功能异常：受试者胸廓外绑上弹力胸围，调整弹力胸围的松紧，以受试者感受到胸廓扩张受限，但没有不适为准。受试者重复上面的实验观察（2）～（6）。描记限制性肺通气功能异常时的呼吸曲线，测量并计算相关数据。

4. 整理实验数据和结果，对比阻塞性和限制性肺通气功能异常时相关数据的变化特点。

【注意事项】

1. 应选取同一受试者的正常肺功能和模拟通气功能异常的数据进行分析。

2. 弹力胸围的松紧程度以受试者无明显的不适为宜，不要太紧。

3. 要夹住鼻夹，受试者经口呼吸，保证进出呼吸道的气体流经呼吸流量传感器，正确反映气体流量。

4. 检测中注意排除漏气（最常见为口唇无紧闭、无鼻夹或鼻夹松脱）、呼气时声门关闭、呼气停顿、双吸气、咳嗽等因素导致的对结果的影响。

5. 实验中必须严密观察受试者情况，防止其晕厥或摔倒。可适时中断操作。

二、人体呼吸运动的反射性调节

【实验原理】

呼吸运动是整个呼吸过程的基础，是呼吸肌节律性收缩和舒张活动的结果。呼吸运动的深度和频率受到来自呼吸器官自身和血液循环及整体代谢状态等传入冲动的反射性调节，通过产生不同的呼吸形式以适应内外环境的变化，保证整体代谢的需要。呼吸运动的反射性调节包括化学感受性反射和机械感受性反射。由于调节呼吸和心血管活动的基本中枢均位于延髓，相互间存在神经纤维的联系并同时受脑脊液中理化因素的影响，故在呼吸的反射性调节中，常伴有心血管活动的变化。

【实验目的】

学习使用围带式呼吸换能器记录呼吸运动的方法；观察保持呼吸、过度换气、再呼吸已呼出气体、吸入单纯缺氧气体或单纯二氧化碳气体、增大无效腔等因素对呼吸运动和血氧饱和度的影响；掌握上述因素对呼吸运动影响的机制。

【受试对象】

学生。

【实验器材】

BL-420N 生物机能采集系统（成都泰盟软件有限公司生产），围带式呼吸换能器，带活瓣的吹嘴、低 O_2 气囊、高 CO_2 气囊、人体无线接收器，人体无线采集系统，鼻夹，血氧饱和度换能器。

【实验步骤和观察项目】

1. 仪器准备。

（1）连接和佩戴围带式呼吸换能器（图 2-4、图 2-5）：围带式呼吸换能器的电极接入 BL-420N 生物机能采集系统的 CH1 通道。将围带式呼吸换能器围绕于受试者胸部呼吸活动最明显的水平位置。

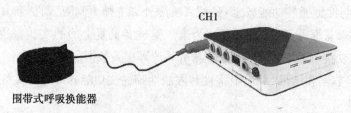

围带式呼吸换能器

图 2-4　连接围带式呼吸换能器

（2）连接无线接收器：将无线信号接收器的接口插入到 BL-420N 的任意通道,待接收器指示灯常亮,表明采集系统对其识别成功。

（3）启动无线采集系统主机：长按采集主机电源键按钮 2s,听到"嘀"声后松开,此时主机"电量"指示灯亮起。采集主机"通讯中"指示灯和接收器指示灯闪烁说明通讯成功。

（4）连接和佩戴血氧饱和度换能器：将血氧饱和度换能器输入线连接到无线人体生理信号采集系统的通道上。受试者将血氧探头套在手指上。

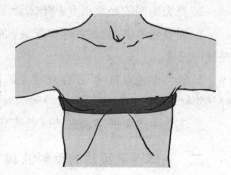

图 2-5　佩戴围带式呼吸换能器

（5）启动 BL-420N 软件：启动 BL-420N 软件,选择"人体生理实验"菜单中的"人体呼吸运动的描记及影响因素",开始实验,记录如图 2-6 所示呼吸曲线。

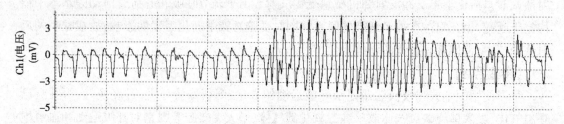

图 2-6　呼吸曲线

2. 实验观察。

（1）观察深吸气或深呼气后屏气对呼吸和血氧饱和度的影响：受试者安静状态下保持平稳呼吸,描记呼吸曲线,测量并记录血氧饱和度。受试者尽力深吸气,并尽可能长时间地屏住呼吸(憋气);然后逐渐恢复安静状态下的呼吸。描记屏气前后的呼吸曲线,测量并记录屏气前后的血氧饱和度。标记为"吸气屏气"。

受试者恢复安静平稳呼吸,保持 2~3min。受试者尽力深呼气,并尽可能长时间地屏住呼吸(憋气);然后逐渐恢复安静状态下的呼吸。描记屏气前后的呼吸曲线,测量并记录屏气前后的血氧饱和度。标记为"呼气屏气"。

（2）观察吸入气成分变化对呼吸和血氧饱和度的影响：受试者安静状态下保持平稳呼吸,描记呼吸曲线,测量并记录血氧饱和度。受试者通过接有钠石灰的活瓣吹嘴,吸入含较低 O_2 浓度的气体,描记吸入低 O_2 气体前后的呼吸曲线,测量并记录血氧饱和度变化。标记

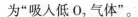

为"吸入低 O_2 气体"。

受试者恢复安静平稳呼吸,保持 2~3min。受试者通过带活瓣吹嘴吸入含较高浓度 CO_2 的气体,描记吸入高浓度 CO_2 气体前后的呼吸曲线,测量并记录血氧饱和度变化。标记为"吸入高浓度 CO_2 气体"。

受试者恢复安静平稳呼吸,保持 2~3min。受试者将塑料袋罩在口鼻上,重复呼吸塑料袋内的气体,1min 后将塑料袋移开。描记再呼吸已呼出气体前后的呼吸曲线,测量并记录血氧饱和度变化。标记为"再呼吸已呼出气体"。

(3)观察增大无效腔对呼吸和血氧饱和度的影响:受试者安静状态下保持平稳呼吸,描记呼吸曲线,测量并记录血氧饱和度。受试者通过连接有长塑料管的带活瓣吹嘴呼吸(模拟增大解剖无效腔)1min。描记增大无效腔前后的呼吸曲线,测量并记录血氧饱和度变化。标记为"增大无效腔"。

3. 整理实验结果,比较不同处理前和后相关指标的变化,书写实验报告。

【注意事项】

1. 每项观察结束后,受试者休息 10min,再进行下一步骤和观察。

2. 围带式呼吸换能器应松紧适度,真实反映受试者呼吸形式的变化。

3. 为保证受试者健康,憋气时,只需尽力即可,不必盲目追求憋气时间过长。

4. 为观察不同呼吸时相对憋气时间长短的影响,受试者结束憋气时的指征要一致(即在出现相同的感觉状态时结束憋气)。

5. 观察再呼吸已呼出气体对呼吸和心率的影响时,塑料袋要尽量完全盖住口鼻,并保证不会进入空气。

三、整合性思考题

1. 简述 FEV_1/FVC 比值的生理学意义。

2. 模拟限制性肺功能异常表现在哪些数据?请分析原因。

3. 模拟阻塞性肺功能异常表现在哪些数据?请分析原因。

4. 分别在吸气后或呼气后憋气一段时间,重新呼吸后呼吸状态的恢复过程是否有区别?为什么?

5. 吸入低 O_2 气体、高浓度 CO_2 气体和再呼吸已呼出气体对呼吸运动和血氧饱和度分别有哪些影响?机制如何?

6. 增大解剖无效腔对呼吸运动和血氧饱和度分别有哪些影响?机制如何?

四、知识拓展

缺氧和二氧化碳潴留对呼吸中枢的影响

人体脑组织只能利用有氧代谢供能。缺氧对中枢具有直接的抑制作用,但可通过兴奋外周化学感受器而兴奋呼吸中枢而改变呼吸中枢的活动。缺氧导致呼吸中枢兴奋或是抑制,取决于上述两种相反作用的力量对比。在血中 O_2 分压低于 80mmHg,随 O_2 分压降低,对外周化学感受器刺激作用和由此引起的对呼吸中枢的兴奋作用逐渐增强,肺通气量增多。当 O_2 分压降至 40mmHg 时,肺通气量可增加近 3 倍。随着 O_2 分压的进一步降低,导致严重缺 O_2,在这种情况下,外周化学感受器的传入兴奋不足以克服缺氧对中枢的直接抑制作用,导致呼吸抑制。肺部疾患导致血中 CO_2 分压超过 60mmHg 时,CO_2 使中枢神经活动抑制而出现 CO_2 麻醉。在这种情况下,CO_2 只能通过对外周化学感受器的刺激以维持呼吸中枢的兴奋作用。严重肺气肿或肺心病患者,血中长期处于缺 O_2 和 CO_2 潴留同时存在的状态,中枢化学感受器对高 CO_2 发生适应,外周化学感受器对低 O_2 并不发生适应,此时低浓度 O_2 对外周化学感受器的刺激成为兴奋呼吸中枢的主要刺激。若让患者吸入高浓度的 O_2,血中 O_2 分压一旦上升至正常范围,呼吸中枢则因失去刺激来源而抑制,患者可出现呼吸停止。

(崔艳秋 严亨秀)

第六节 运动对循环和呼吸功能的影响

一、实验内容

【实验原理】

人体躯体运动是由骨骼肌的收缩和舒张牵动骨与关节的运动而实现的。骨骼肌的收缩和舒张都需要消耗 ATP,运动时骨骼肌对血液需求量增加,以为骨骼肌输入足够的能源物质和氧并把代谢产物运走。人体运动时的循环和呼吸功能发生变化以适应运动状态下的新需求;同时体内其他功能也发生变化以适应人体的运动状态。本实验根据骨骼肌收缩活动时是否发生关节和躯体的位移,分为静态和动态运动两种形式。两种形式的运动对能量的需求量和供给方式不同而引起相应的循环和呼吸功能变化。

【实验目的】

通过比较人体静态和动态运动以及不同运动强度下的循环和呼吸功能变化,分析运动对循环和呼吸功能影响的机制,进而加深对循环和呼吸功能与人体运动功能间相互协调的理解。

【受试对象】

学生及志愿者(无精神、心血管、呼吸类相关疾病)。

【实验器材】

HPS-100 人体生理信号采集系统(血压、呼吸和血氧换能器以及心电图记录电极和输入线),BL-420N 生物机能采集系统,室内固定式脚踏车,5kg 和 10kg 哑铃各 1 对,围带式呼吸换能器。

【实验步骤和观察项目】

1. 实验准备。

(1)仪器调试和准备:启动无线采集系统主机:长按电源键,听到"嘀"声后松开,待主机"电量"指示灯亮起,"通讯中"指示灯闪烁,表明无线采集系统主机与接收器通讯成功。将无线接收器连接到 BL-420N 的任意通道,待接收器上指示灯常亮,表示采集系统对其识别成功。

(2)连接各种换能器(受试者随身不得佩戴手表和携带手机):实验者将呼吸、血氧饱和度换能器、Ⅱ导联心电图输入线连接到 BL-420N 和 HPS-100 人体生理信号采集系统的相应通道。

2. 实验观察。

(1)安静状态下的循环和呼吸功能检测:如图 2-7 所示同步记录受试者血压和心电图、呼吸频率和幅度以及血氧饱和度。

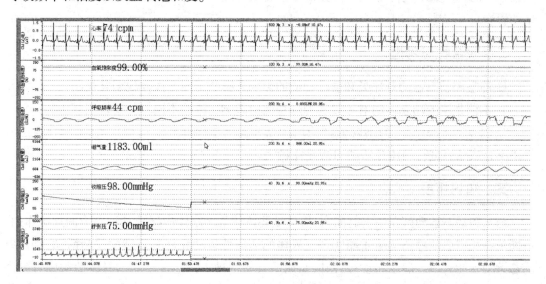

图 2-7　运动时循环和呼吸功能指标曲线

(2)静态运动下的循环和呼吸功能检测:受试者双手各提 1 个 5kg 或 10kg 的哑铃,蹲马步直至不能坚持。动态记录受试者在运动期间的血压(每 2 分钟按动血压换能器上"ON/OFF"按钮测量收缩压和舒张压)和心电图、呼吸频率和幅度以及血氧饱和度作为对照数据。以受试者结束静态运动前的各项生理指标的数据为本实验项目的结果。

(3)不同强度动态运动下的循环和呼吸功能检测:受试学生休息 10min 后,受试者骑上室内固定式脚踏车,双手搭在单车车把上,适应 3min 并记录对照。

1)无阻力动态运动:受试者开始运动。动态记录受试者在时速为 10km/h 的运动期间的血压(每 2 分钟按动血压换能器上"ON/OFF"按钮测量收缩压和舒张压)和心电图、呼吸频率和幅度以及血氧饱和度。

2)阻力时的动态运动:阻力档位男性为 3,女性为 1。受试者进行踏车运动,时速为 10km/h,持续骑行 5min 时停止运动。记录受试者在运动期间的血压(每 2 分钟按动血压换能器上"ON/OFF"按钮测量收缩压和舒张压)和心电图、呼吸频率和幅度以及血氧饱和度。休息 10min。受试者骑行速度分别加快至 15km/h 和 20km/h,均持续 5min,分别记录上述指标的变化。

3. 整理实验结果和书写实验报告。

【注意事项】

1. 受试者不能空腹或过饱,实验中应身着运动服及运动鞋或其他方便运动的服装。

2. 实验过程中密切关注受试者的状态,若任何不良反应或主观不适,应立即终止实验。

3. 运动条件(阻力、骑行速度和时间)仅作参考,受试者可根据自身条件灵活制订运动方案。

4. 比较分析主要以受试学生的自身作为对照,各指标的变化,均以安静时为标准,按增加或减少的百分数来进行比较。实验过程中受试者应背对屏幕,以避免主观故意对实验结果的影响。

二、整合性思考题

1. 静态和动态运动对呼吸和循环功能的影响有哪些不同?简要说明其机制。

2. 不同强度的动态运动对呼吸和循环功能的影响有哪些不同?简要说明其机制。

3. 根据本实验结果,为不同人群的运动处方提出指导性建议;或对心肺功能不良患者提出不宜或适宜进行的体育活动的指导性建议。

三、知识拓展

静态和动态运动是在一定时间内,人体欲要抓住某个物体或抵抗某种外力的持续作用,只能依靠相应肌的静态运动才能实现。人体的前向性运动和许多复杂的技巧活动,则只有动态运动才能完成。静态和动态运动,是肌活动的两种方式。在不同的身体活动中可分别产生,亦可同时出现以配合完成某种活动,如在一段时间内,持续用力推动一个较重的物体前移。

1. 静态运动　静态运动(statical exercises)一般只有少数的肌参与运动,如在体育活动中见到的"挺举"。此时参与运动的肌处于强直收缩状态,维持数分钟后,肌张力便开始下降,即发生疲劳。疲劳易于发生是由于肌作强直收缩,肌张力一直很高,代谢活动增强,耗能耗氧增多;支配肌的血管处于持续受压状态,血流阻力增大,血液很难流入肌内,致肌供血减少,代谢活动受到影响,能量供给不足,酸性代谢产物积聚。

2. 动态运动　动态运动(dynamic exercises)可有许多肌同时参与运动,如跑步和做操时,可维持长时间而不疲劳。进行动态运动的肌,其支配血管处于舒张状态。在肌收缩时,肌内血管受压,血流阻力增大,流入血量减少,但促进肌内的静脉回流;舒张时血流阻力降低,大量动脉血流入血管,静脉血因静脉瓣的作用不会倒流。由于供给肌的血量呈现出与运动同步的减少和增多交替变化,供血量不但不减少反因血管舒张而增多,此时代谢活动增强,肌的供能并不受到明显影响,故不易发生疲劳。

(李　芝　买文丽　冯　灵)

第七节 人体消化功能的观察

人体消化系统由消化道和附属的腺器官组成。新陈代谢过程中,人体摄入的营养物质在消化道内被分解成可吸收的小分子物质的过程为即消化;小分子营养物质透过消化道黏膜进入血液或淋巴循环的过程为吸收。消化和吸收过程均需要消化道平滑肌的运动和腺体的分泌活动参与,并受神经和体液因素的调节。本实验通过对胃肠电活动以及条件和非条件反射对唾液分泌和胃肠运动的影响,认识人体消化系统的功能及其调节。

一、人体胃肠电活动的记录和分析

【实验原理】

胃肠电活动是胃肠动力的基础,是判断胃肠功能的良好指标,可通过胃肠电图直观呈现。胃肠电图是用电极在与体内胃肠对应位置的腹部皮肤表面,记录胃肠平滑肌产生的电变化。胃肠电活动主要表现为慢波电位和动作电位。慢波是一种相对规律且频率较慢的周期性电活动,是平滑肌收缩节律的控制波,决定平滑肌收缩的频率、速度和方向,无论平滑肌收缩与否始终存在;动作电位产生于慢波之上,与平滑肌收缩相一致,可直接引起胃肠肌的收缩,是推进性运动的主要动力。

【实验目的】

学习人体胃肠电图的测量方法,了解正常人体胃肠电图的波形,分析进餐前后胃肠电图的变化及机制。

【受试对象】

学生。

【实验器材】

HPS-100 人体生理实验系统或八导胃肠电图机,电极糊(导电膏),75%的酒精棉球。

【实验步骤和观察项目】

1. 实验准备 受试者空腹(餐后 4h 以上)安静平卧于检查床上,全身肌肉放松。实验者在待安放电极中央涂抹导电糊,晾 1min,擦去电极外多余的导电糊。实验者为受试者安放的电极部位如下:胃体(1 导联)在剑突与脐连线中点向左旁开 3~5cm,向上 1cm;胃小弯(2 导联)在剑突与脐连线中点向上 1/2 处;胃大弯(3 导联)在剑突与脐连线中点向下 1/2 处;胃窦(4 导联)在剑突与脐连线中点向右旁开 2~4cm;升结肠(5 导联)在平脐右侧旁开 2~4cm;横结肠(6 导联)在脐下 1cm;降结肠(7 导联)在平脐左侧旁开 2~4cm;直肠(8 导联)在背侧近骶骨末端。电极连接至 HPS-100 人体生理实验系统或八导胃肠电图机。

2. 实验观察。

(1)记录对照:安置好电极后,受试者平静呼吸,记录 15min 胃肠电图作为对照。

(2)进餐负荷试验:受试者在 5min 内进食面包或方便面 50g、火腿肠 50g 和水 400ml。

进食期间仍取仰卧位,以避免电极位置改变。进食完成后 5min 时,记录 15min 餐后胃肠电图的变化。

3. 计算进餐前和后胃肠各部位的波形平均幅值(P)、波形平均频率(f)、胃肠电节律紊乱百分比(RD)、波形反应面积(RA)和正常慢波百分比(PSW)等指标,以波形及数值的形式收集相关数据,比较进餐前后的变化和分析其机制。

4. 书写实验报告。

【注意事项】

1. 保持实验过程安静有序。

2. 温度应以 22℃为宜,避免肌电干扰。

3. 防止干扰和良好接地。

二、条件和非条件反射对唾液分泌和胃肠运动的影响

【实验原理】

消化道对食物的消化受神经和体液调节,其中神经调节主要通过反射实现。反射包括非条件反射和条件反射两种形式。非条件反射是种系发展过程中形成并遗传下来的反射活动,反射弧的神经联系固定;是由非条件刺激引起的反射,如食物进入口腔引起的唾液分泌和胃肠运动。胃肠运动可通过胃肠电活动以间接反映。条件反射是在非条件反射的基础上,由特定的刺激,经过后天学习获得的反射。

【实验目的】

学习和区分引起条件反射和非条件反射的实验方法;观察两种反射对消化道机械性消化和化学性消化的影响。

【受试对象】

学生。

【实验器材】

HPS-100 人体生理实验系统或八导胃肠电图机,浓柠檬汁,刻度试管,唾液漏斗,一次性注射器,饼干等。

【实验步骤和观察项目】

1. 实验准备 实验者为受试者安放胃肠电图记录电极(方法同人体胃肠电活动的记录和分析)。

2. 实验观察。

(1)记录对照:受试者取坐位,饮温开水 100ml 后 5min 时,用连接刻度试管的唾液漏斗收集受试者 15min 的唾液分泌量和记录 15min 的胃肠电图作为对照。

(2)进食对胃肠运动和唾液分泌的影响:受试者咀嚼饼干 20g 和饮温开水 100ml 后 5min 时,同时收集受试者 15min 的唾液分泌量和记录其胃肠电图的变化。

(3)非条件反射性的唾液分泌和胃肠活动观察:受试者休息 10min。饮温开水 100ml 后 5min 时,实验者用注射器向受试者的舌表面滴新鲜柠檬汁 1ml。同时收集受试者 15min 的

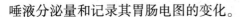

唾液分泌量和记录其胃肠电图的变化。

（4）条件反射性的唾液分泌和胃肠活动观察：受试者休息 10min。实验者向其讲述柠檬的特征、咀嚼柠檬片和喝柠檬汁过程中的感受，同时收集受试者 15min 的唾液分泌量和记录其胃肠电图的变化。

3. 整理实验结果和书写实验报告。比较处理前和后的唾液分泌量和胃肠电图的变化并分析其机制。

【注意事项】

1. 电极和皮肤应紧密接触，防止干扰和基线漂移。

2. 唾液收集只能使用一次性消毒容器。

三、整合性思考题

1. 胃肠慢波电位和动作电位各有何特点？

2. 胃肠电图的记录可能受到哪些干扰？你觉得用何种方法可以更简单和准确地获得胃肠的活动情况？

3. 若实验中记录到异常的胃肠电图，请查阅文献以分析其可能的病理改变。

4. 在舌表面滴柠檬汁和讲述咀嚼柠檬片的感受的过程中，分别引起何种反射？简述其发生机制。

四、知识拓展

胃肠激素在消化吸收以及物质代谢中的作用

神经和胃肠激素在消化吸收和物质代谢中的协调作用，反映人体功能活动调节的精确性和整体统一性。①胃肠激素通过刺激消化管的运动和消化腺的分泌，促进机械性的和化学性消化过程，为营养物质吸收入血创造条件。②胃肠激素使胃肠黏膜血管扩张，增加黏膜血流以利于消化管和消化腺的代谢和生长，同时可加速对吸收入血的营养物质的运输。③抑胃肽、促胃液素、促胰液素和缩胆囊素等具有刺激胰岛素分泌的作用。目前认为抑胃肽是胰岛素分泌的生理刺激物，称之为依赖葡萄糖的促胰岛素肽。在小肠黏膜吸收葡萄糖的同时亦分泌抑胃肽，进而刺激胰岛素分泌。胃肠激素同胰岛素间存在相互影响和协同的效应，把食物在胃肠内消化的信息及早地传送到胰岛，从而使胰岛素较早地分泌增多，以便为即将吸收入血的营养物质的合成和利用做好准备。④促胃液素、促胰液素和缩胆囊素等具有扩张肝血管的作用。肝血流量增多，使肝的代谢增强，肝胆汁分泌增多，有利于消化管内的脂肪消化；供给肝利用的营养物质和氧增多，可使肝的合成代谢和其他的功能活动增强。肝脏血流量增多，有利于对吸收入血的营养物质进入肝进行合成或转化。几个方面的作用相互协调，把营养物质的消化吸收和处理过程有机地联系起来，避免伴随葡萄糖吸收所致的血糖浓度过度升高。

（徐亚吉　买文丽）

第八节　人体泌尿功能观察

泌尿功能是指血液在肾脏经过肾小球的滤过、肾小管和集合管的重吸收和分泌,生成终尿排出体外的过程。人体经过生成和排出尿液以调节人体的水平衡、无机离子浓度和相互比的平衡以及酸碱平衡,对人体内环境的稳态起着不可替代的作用。本实验通过对人体肾小球滤过率、肾血浆流量和滤过分数的测定以及尿的浓缩与稀释、水利尿和渗透性利尿的观察以认识和理解人体的泌尿功能。

一、人体肾小球滤过率和肾血浆流量及滤过分数的测定

【实验原理】

人体尿的生成要通过肾小球的滤过、肾小管和集合管的重吸收和分泌三个环节来实现。肾小球滤过率、肾血浆流量和滤过分数则是衡量肾小球滤过功能的重要指标。

临床上常用操作比较简单的内生肌酐清除率来反应肾小球滤过率。清除率是指单位时间内(1min)两肾将多少毫升血浆中的某一物质完全清除。内生肌酐是指体内组织代谢所产生的肌酐,在尽量避免外源性肌酐摄入和安静状态下,它在血浆中的浓度相对稳定,且单纯由肾小球滤过,极少量被肾小管分泌,又不被肾小管重吸收,因此内生肌酐清除率可粗略代表肾小球滤过率。内生肌酐清除率=尿肌酐浓度×每分钟尿量/血浆肌酐浓度。

对氨基马尿酸(para-aminohippuric acid,PAH)的钠盐经过肾循环时几乎全部(约90%)被肾清除掉(通过滤过和分泌),亦即在肾动脉中PAH有一定浓度,但在肾静脉中其浓度接近于0,则PAH每分钟的尿中排出量,应等于每分钟通过肾的血浆中所含PAH的量,PAH的清除率可代表有效肾血浆流量。PAH清除率=尿PAH浓度×每分钟尿量/血浆PAH浓度;肾血浆流量=PAH清除率(有效肾血浆流量)/90%。

通过对肾小球滤过率和肾血浆流量的测定,还可计算滤过分数(滤过分数=肾小球滤过率/肾血浆流量),从而较全面地反映肾小球的滤过功能。

【实验目的】

学习血浆清除率和肾小球滤过率以及肾血浆流量和滤过分数测定的原理和方法,了解其在肾脏生理研究中的应用。

【受试对象】

学生。

【实验器材】

血液生化仪,分光光度计,试管,试管架,生理盐水,20%PAH,采血针,输液器,硫酸镉试剂(取硫酸镉34.7g,加入1N硫酸170ml及适量蒸馏水,溶解后用水稀释至1L),1.1N NaOH溶液和1.2N盐酸溶液,1%亚硝酸钠溶液(用时稀释成0.1%),0.5%氨基磺酸铵溶液(冰箱保存备用),显色剂(0.1%萘乙烯二胺盐溶液,用时临时配制为好),PAH标准液(浓度为1mg/ml,用时取0.4ml加蒸馏水至100ml稀释至0.004mg/ml)。

【实验步骤和观察项目】

1. 实验准备　受试男女学生随机分至第一组和第二组。第一组同学在实验前3天禁食肉类,避免从食物中摄入过多的外源性肌酐。避免剧烈运动或强体力劳动。

2. 实验观察。

(1)肾小球滤过率(内生肌酐清除率)的测定:第一组受试者从实验开始之日的清晨起收集4h的尿,计算每分钟尿量;空腹一次性取静脉血2ml(肝素抗凝),用生化仪测定血和混合尿中的肌酐浓度。肾小球滤过率及内生肌酐清除率的计算:肾小球滤过率≈内生肌酐清除率=[尿肌酐浓度(mg/L)×每分钟尿量(L/min)]/血浆肌酐浓度(mg/L)。

(2)肾血浆流量(PAH清除率)的测定:第二组同学在空腹状态下饮温水500ml。1h后静脉注射20%对氨基马尿酸(PAH)0.4ml/kg(计时),以后用20%PAH溶于500ml生理盐水中,以2ml/min速度静脉滴注作维持输液(滴速恒定)。静脉注射PAH 30min后排尿弃去并记时间,抽静脉血3~4ml(肝素抗凝),测血浆PAH浓度。静脉注射PAH 90min后,收集前1h尿量,同时第二次抽血4ml(肝素抗凝)。分别检测尿和血标本PAH浓度。取两次血浆PAH平均值进行计算:尿液PAH浓度×尿量(ml/min)/血浆PAH浓度×100%×1.73/体表面积。

3. 内生肌酐清除率和PAH清除率的测定。

(1)制备无蛋白血浆:取血浆1ml,加蒸馏水5ml,加硫酸镉试剂3.0ml及1.1N氢氧化钠1.0ml,充分混合,过滤。尿液标本用蒸馏水作1/200~1/1 000稀释。不论血浆或尿液经稀释后应使每100ml稀释液中含PAH的量在0.05~0.4mg。

(2)PAH测定操作步骤:如表2-2所示,自加盐酸开始每次加试剂后必须充分摇匀,并等待3~5min。加入显色剂后慢慢有红色出现,渐渐加深,至10~15min时已充分显色,用540nm进行比色,以空白管校正光密度至0点,读取各管光密度读数。

表 2-2　PAH 测定操作步骤

	空白管	标准管	测定管
滤液或尿液	–	–	4
PAH 标准液	–	4	–
蒸馏水	4	–	–
1.2N HCl	0.8	0.8	0.8
0.1%亚硝酸钠	0.4	0.4	0.4
0.5%氨基磺酸铵	0.4	0.4	0.4
显色剂	0.4	04	0.4

(3)测定血浆和尿液中的PAH浓度:血浆PAH浓度P=(测定管光密度/标准管光密度)×4(mg/100ml);尿中PAH浓度U=(测定管光密度/标准管光密度)×4×(尿液稀释倍数/10)(mg/100ml)。

(4)PAH清除率的计算:PAH清除率=尿PAH浓度×每分钟尿量/血浆PAH浓度。

(5)肾血浆流量和滤过分数的计算:肾血浆流量 = PAH 清除率(有效肾血浆流量)/90%。滤过分数 = 肾小球滤过率/肾血浆流量。

【注意事项】

1. 应该准确记录排尿和抽血的时间,否则可影响结果的准确性。

2. 适量饮水以保证自然排尿。

3. 静脉注射药物和采血要严格无菌操作。

4. 采集尿和血标本应同时进行,使两者结果便于比较。

5. 测内生肌酐时,需在实验前 3 天开始吃素食并避免剧烈运动。

二、人体尿生成的调节

【实验原理】

尿液的浓缩和稀释对维持人体的水平衡和血液渗透压的稳定具有重要作用。当体内缺水时,尿液被浓缩,排出渗透浓度高于血浆渗透压的高渗尿;当体内水过多时,尿液被稀释,排出渗透浓度低于血浆渗透压的低渗尿。正常人尿液的渗透浓度可在 50~1 200mOsm/kg · H₂O。尿液浓缩和稀释是在肾髓质渗透浓度梯度持续作用下,随肾远曲小管和集合管上皮细胞对水通透性的增加或减小,对水重吸收量增多或减少而实现的。小管液中溶质所呈现的渗透压是对抗肾小管重吸收水分的力量。小管液中溶质浓度高时其渗透压增高,肾小管特别是近曲小管对水的重吸收减少,引起尿量增多,这种现象称为渗透性利尿。大量饮清水后,血液被稀释,血浆渗透压降低,引起抗利尿激素分泌减少,远曲小管和集合管对水通透性降低,对小管液中水的重吸收减弱,而溶质仍能继续被重吸收,排出大量的低渗尿,使体内多余的水排出体外,这种现象称为水利尿。小管液中溶质溶度和抗利尿激素调节肾小管对水的重吸收,可使尿比重和尿液的渗透浓度发生变化。尿比重是指在 4℃条件下尿液与同体积纯水的重量之比,取决于尿中溶解物质的浓度,与固体总量成正比。正常人尿比重可因饮食和饮水、出汗和排尿等情况的不同而有较大的波动,通常在 1.010~1.025,尿比重可间接反映肾脏的浓缩和稀释功能。

【实验目的】

通过对饮清水、等渗盐水和 20% 高渗葡萄糖水对人体尿量及尿液渗透压影响的观察,加深对尿的浓缩与稀释以及小管液中溶质浓度和抗利尿激素对尿生成调节的机制的理解。

【受试对象】

学生。

【实验器材】

清水,0.9%NaCl 溶液,50% 高渗葡萄糖水,比重计,试管,试管架,班氏试剂。

【实验步骤和观察项目】

1. 实验准备。

(1)学生分组:学生随机分为第一组和第二组,每组学生均需熟悉每项实验观察。

（2）液体比重和尿糖测量：将自来水沿量筒壁缓慢倒入，其量以能将比重计浮起为止，将比重计放入并加以捻转，使其悬浮在水中，待比重计稍停后，读取与水凹面相切的刻度，即为水的比重。在待测尿糖的试管中先加 20 滴班氏试剂，随即加待测尿液 2 滴，煮沸 5min，根据颜色变化判定有无尿糖（表 2-3）。

2. 实验观察。

（1）水利尿实验及尿比重测量。

1）对照：第一组同学在实验前，分别收集并记录 1h 的尿量和取中段尿用比重计测量对照尿液比重，记下每位同学的尿比重值。方法如下：将混匀的尿标本沿量筒壁缓慢倒入，如有泡沫用吸水纸或滴管吸去。将比重计放入尿液中并加以捻转，使其悬浮在尿液中，待比重计稍停后，读取与尿液凹面相切的刻度即可。

2）水利尿：第一组受试同学每人喝清水 1 000ml 后 30min 时取中段尿，用比重计测尿液比重并记下测得值；收集并记录 1h 的尿量。待受试者尿量基本恢复正常后，喝生理盐水 1 000ml 后 30min，取中段尿，用比重计测尿液比重并记下测得值；收集并记录 1h 的尿量。

（2）渗透性利尿试验及尿比重观察。

1）对照：第二组每位同学在实验前收集并记录 1h 的尿量，取中段尿，用比重计测尿液比重并记下测得值；用班氏试剂测尿糖。

2）渗透性利尿的观察：每位受试者在 3min 内饮入 50% 高渗葡萄糖水 150ml 后，分别在30min 和 60min 取中段尿 10ml，用比重计测量尿液比重并记下测得值；同时用班氏试剂测尿糖；记录 1h 的尿量。

表 2-3　尿糖半定量检测

葡萄糖含量（g%）	试管变化	结果
无糖	蓝灰色	−
<0.5	绿色	+
0.5~1	黄绿	++
1~2	土黄	+++
>2	红棕色	++++

3. 整理实验结果，比较不同处理前和后的差异，分析其机制并书写实验报告。

【注意事项】

1. 若受试者尿糖不明显，可适当增加高渗葡萄糖水的浓度和用量。

2. 测比重的尿液温度与比重计上标明的温度不一致时，每升高 3℃ 将测得结果加0.001，每降低 3℃ 将测得结果减去 0.001。

3. 尿中含有大量糖和蛋白时可使尿比重增高，当尿中葡萄糖含量每增加 10g/L 时，比重减去 0.004，当蛋白含量每增加 10g/L 时，比重减去 0.003。

4. 尿中盐类析出时，比重下降，应将盐类溶解后测比重。

5. 尿量太少不足以浮起比重计时，可用蒸馏水将尿液稀释 1 倍后再进行测定，将读数末尾两位数乘以 2 即为其比重值。

三、整合性思考题

1. 简述尿液的浓缩或稀释的机制。

2. 简述渗透性利尿和水利尿的区别。

3. 临床上是否用高渗葡萄糖消肿？为什么？

4. 根据肾血浆清除率测定的原理,哪一类物质的肾血浆清除率可以代表肾小球滤过率?为什么?哪一类物质的肾血浆清除率可以代表有效肾血浆流量?

5. 用内生肌酐作指标测量肾小球滤过率有何优缺点?为什么?

四、知识拓展

1. 心-肾反射和膀胱-肾反射　心-肾反射是指心肺感受器受到压力或化学因素的刺激后,由迷走神经传入,在中枢整合后,使肾交感神经活动抑制,肾血流量增多,尿量和尿钠排出增多的过程。在循环血量增多引起心-肾反射活动加强的同时,血压升高对颈动脉窦和主动脉弓压力感受器的刺激增强,反射性地引起肾交感传出神经活动减少,产生利尿和排 Na^+ 的效应。西南医科大学冯志强和赵春玲教授等就该反射进行初步研究,表明其在维持整体循环血量和血压稳定中具有重要作用。膀胱-肾反射是指在膀胱内的尿量增多使内压升高期间,传入冲动增多,使肾交感传出神经活动增强,肾血管收缩,肾血流量减少,有效滤过压降低,肾小球滤过率减少,尿量生成减少的过程。该反射的作用是避免膀胱的负担进一步加重。

2. 渴觉中枢　人体摄入 NaCl 增多,血浆晶体渗透压升高,刺激 ADH 分泌和释放增多。刺激 ADH 分泌和释放增多的因素同时使下丘脑外侧区的渴觉中枢兴奋,使个体产生渴觉,由此激发其找水和饮水的欲望。渴觉不会适应,只有通过饮水并补足体内的水分后才能消除。当饮入的水尚在消化管中,即未吸收入血前,通过口咽和消化管内渗透压感受器传入的冲动减少,个体的渴觉消失而停止饮水。这种吸收前渴觉消失,可防止饮水过多,使饮水量严格地适应需要量。渴觉中枢和控制 ADH 分泌的核团在功能上相互联系,共同调节人体的水平衡。

（赵春玲　关桥伟　徐亚吉）

第九节　人体的反射活动

反射是神经调节的基本方式。反射活动的结构基础为反射弧,由感受器、传入神经、中枢、传出神经和效应器五个部分组成。反射弧任何一个部分受损,反射活动将无法完成。人体的反射按感受器或其接受的刺激,有压力感受性反射、瞳孔对光反射和牵张反射等;按中枢突触的数量,有单突触反射(腱反射是体内唯一的单突触反射)和多突触反射;按效应器的活动,有排尿反射、排便反射、发汗反射、唾液分泌反射和屈肌反射等;按照形成过程,又将反

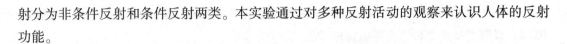

射分为非条件反射和条件反射两类。本实验通过对多种反射活动的观察来认识人体的反射功能。

一、人体的非条件反射和条件反射

【实验原理】

非条件反射是种族在进化过程中形成并遗传于后代的反射,是维持个体生存的基本反射。引起非条件反射的刺激是特定和有限的刺激物,如声、光、气味、食物、机械、化学和温度等,这些刺激作用于眼、耳、鼻、舌和身体的感受器,沿固定的反射弧,引起相应性质的反射。条件反射是个体出生后,在生长发育过程中,以非条件反射为基础,通过学习和训练建立起来的反射。引起条件反射的刺激叫条件刺激,也叫信号刺激,是指能代表某种直接作用于个体的刺激物。咀嚼柠檬引起唾液分泌是非条件反射,其形态和颜色或叙述其特征的文字由眼传入大脑皮质视中枢,其形态和颜色等变为柠檬入口的条件刺激,引起唾液分泌是条件反射。个体生命过程中,通过同环境进行物质和信息交换建立条件反射,大量无关刺激成为预示某些环境因素变化的信息,使其适应环境的能力得以不断增强。

【实验目的】

学习和区别引起非条件反射和条件反射的实验方法;进一步理解两种反射的整体意义。

【受试对象】

学生。

【实验器材】

分别盛有 10ml 相同浓度的氨水、醋和香水的棕色瓶(瓶体不作标记)若干,痛阈测试仪,浓柠檬汁或新鲜柠檬片,烧杯,量筒,刻度试管和试管架。

【实验步骤和观察项目】

1. 实验准备 每位学生须熟悉实验用器材的使用方法。学生轮流作为受试者和实验者。

2. 实验观察。

(1)不同气味的识别:受试者取坐位。实验者分别用盛有醋和香水的瓶口,置于受试者鼻孔后迅速移开,请其告诉嗅到的气味并记下是否正确。随后用同种浓度的醋和香水气味的瓶口,每隔 3min 重复测 1 次,每次持续时间 10s,反复 3 次。每次将瓶口从受试者鼻孔移开后,请其告诉嗅到的气味及其浓淡的变化。

(2)痛阈测定和疼痛的耐受:受试者取坐位,实验者在其前臂固定痛阈测试仪。实验者记下其痛阈的压力值。在相同压力值,每隔 3min 重复测 1 次,反复 3 次。请受试者告诉其疼痛感有无减轻或消失。

(3)非条件反射性唾液分泌:受试者饮温开水 100ml 后 3min,停止吞咽,用烧杯收集 3min 唾液作为对照。休息 3min,实验者请受试者伸出舌,在其舌表面滴新鲜柠檬汁 3 滴(或让其咀嚼新鲜柠檬片)。受试者停止吞咽,用烧杯收集 3min 唾液。用量筒或刻度试管分别测其唾液分泌量。

（4）保护性反射：受试者取坐位。实验者用盛有氨水的瓶口置于受试者鼻孔 3s 或稍长时间。观察受试者是否出现呼吸暂停和流泪。

（5）条件反射性唾液分泌：受试者饮温开水 100ml 后 3min，停止吞咽，收集 3min 唾液作为对照。休息 10min。令受试者阅读有关柠檬特征和咀嚼柠檬片的感受的文章，收集其 3min 的唾液分泌量。

3. 整理不同实验结果，比较不处理前和后结果的差异，分析其机制并书写实验报告。

【注意事项】

1. 受试者每进行一次实验，休息 10min 再进行下一步观察项目。

2. 清洁实验用烧杯和试管等。

二、人体的自主反射

【实验原理】

反射是在中枢神经系统的参与下，人体对内外环境因素变化所做出的适应性反应。人体的反射有内脏活动的自主反射、躯体运动反射和条件反射等。自主反射同体液调节因素相互配合，使内脏器官活动同整体所处的环境相适应。目前实验条件下，只有部分自主反射可通过人体实验进行检测；大部分自主反射如心-肾反射、迷走-迷走反射、肠-胃反射和膀胱-肾反射等，需通过特殊的手术暴露器官并安置导管或电极等才能进行检测，故只能在动物身上进行。

【实验目的】

学习人体内脏活动自主反射的测定方法；掌握各种自主反射的整体意义。

【受试对象】

学生。

【实验器材】

手电筒，辣椒粉，10%GS，10%NaCl 溶液，自制缺氧气袋（含有吸嘴的 1 000ml 空气袋），鼻夹，面盆，HPS-100 人体生理实验系统，心电导联，血压和呼吸以及血氧饱和度换能器。

【实验步骤和观察项目】

1. 实验准备　学生阅读实验步骤和观察项目后，根据自身状况，从以下选择观察项目进行测试。各种换能器连接同前面的实验。

2. 实验观察。

（1）瞳孔对光反射：受试者取坐位，两眼平视远方。实验者用手电筒从面部一侧由外向内照射瞳孔，观察其被照射侧瞳孔的变化。实验者用手置于受试者鼻部以遮掩光线，再从另一侧面部由外向内照射瞳孔，观察另侧瞳孔的变化。

（2）味觉-泪反射：受试者取坐位，饮 200ml 温开水后 5min，用药匙取干辣椒粉 1 匙混匀于 10ml 温水中服下（平时食用辣椒的学生自愿作为受试者参与此实验项目）。观察其有无眼泪流出和/或出汗。随后请受试者饮 5% 葡萄糖溶液 200ml 以缓解对其口腔和胃部的刺激。

（3）吞咽反射：受试者取直立位。实验者观察受试者饮温开水 200ml 过程中颈部活动的变化。

（4）渴反射：受试者取坐位，饮 10% NaCl 溶液 20ml 并不吞咽，保留 3min 吐出。请其叙述口腔内的感受。随即请其饮温开水 20ml 但不吞下，实验者询问其口腔内感觉有无变化（受试者用点头或摇头回答）。

（5）潜水反射：实验者用面盆取温水。受试者取坐位。连接心电图 II 导联以及血压、呼吸和血氧饱和度换能器，记录对照。随即分别记录受试者在深吸气后屏气、将头面部浸入温水至不能忍受，以及结束实验 5min 期间上述指标的变化。

（6）Valsalva 反射：受试者取平卧位。记录对照心电图。随即记录受试者深吸气期间、实验者用鼻夹夹住受试者鼻翼令其在屏气状态下用力呼气 10s 期间以及结束屏气后 5min 的心电图。观察心电图的动态变化，测量不同状态下最长 R-R 间期和最短 R-R 间期及其比值。

（7）眼-心反射：本项目在确保受试者安全条件下进行。受试者取平卧位，双眼自然闭合。记录对照心电图和血压。实验者用左手中指和示指分别置于受试者眼球两侧，缓缓加压，以受试者不感觉疼痛为限。计数加压 30s 期间和加压停止后 5min 的心率和血压变化。

（8）卧-直立位反射：受试者安静平卧 5min，记录对照心电图和血压。随即分别记录迅速直立、直立 3min、迅速取卧位和卧位 3min 的心率和血压。比较不同体位时的心率和血压变化。

（9）压力感受性反射：本项目在确保受试者安全条件下进行。受试者安静平卧 3min，记录对照心电图和血压。实验者令受试者尽量伸展颈部和头部转向对侧，轻轻地推开胸锁乳突肌，在下颌角处触及颈动脉搏动，先用示指和中指轻触和观察受试者的心率和血压有无变化；若无变化，则以轻柔的按摩手法，逐渐地给予颈动脉加压并持续 3~5s，分别记录颈动脉加压时和停止加压后 5min 的心率和血压变化。

（10）化学感受性反射：受试者取坐位，实验者用鼻夹夹住受试者鼻翼。受试者用口呼吸。记录对照心电图、呼吸活动和血氧饱和度。随即令受试者用口呼吸 1 000ml 气袋内的空气。动态记录气袋内氧浓度逐渐减少的过程中受试者的心电图、呼吸活动和血氧饱和度的变化。

（11）划痕实验：受试者裸露左或右手臂。实验者用棉签从受试者肘部皮肤适度加压向下划一条线。观察划线皮肤颜色的变化。

3. 整理结果和书写实验报告。

【注意事项】

1. 实验过程中保持安静。

2. 受试者每进行一次实验，休息 10min 再进行下一步观察项目。

三、人体的保护性反射

【实验原理】

人在生命活动期间，可能受到来自体内外环境不同性质的伤害性刺激。人的体表和内脏器官受到伤害性刺激时激发的保护性反射,可避免其进一步的伤害,同时通过迅速改变姿势和运动的方向或引起内脏器官活动的变化,以减轻和消除已对人体造成的伤害。人体的保护性反射源于非条件反射,在此基础上,通过后天学习和受到环境因素刺激产生的条件性保护反射,使人体具有更为强大和灵活的适应环境的能力。

【实验目的】

通过实验,进一步理解人体主动适应环境的机制。

【受试对象】

学生。

【实验器材】

棉签,柠檬酸液瓶,试管和滴管,痛阈测定仪,实验室内固定式脚踏车,播放器和耳机。

【实验步骤和观察项目】

1. 实验准备　检查实验用仪器是否完好和试剂是否和实验器材内所列一致。

2. 实验观察。

(1)角膜反射:受试者坐位,向内上注视,实验者用棉签纤维从角膜外缘向内轻触角膜。观察其眼睑是否迅速闭合。

(2)痛反应:受试者坐位,暴露一侧手臂并平放在实验桌上。实验者右手拇指和示指末端持棉签并露出头端,趁受试者不备时轻刺其手臂,观察其手臂活动变化。随后,实验者发出刺激的动作,观察受试者的整体反应。

(3)不同性质的疲劳对痛反应的影响:实验者和受试者各6名,均分至A组和B组的实验者和受试者中。A组和B组实验者分别为A组和B组受试者测痛阈后记下压力值。A组受试者在实验室内戴上耳机同时听一个播放器播出的噪声;B组受试者在实验室内脚踏车上做剧烈运动。在A组和B组的受试者感觉疲劳时(受试者出现疲劳的时间可不同),各组实验者再为其测痛阈。观察A组和B组受试者以及男女生的痛阈和痛的整体反应,比较其不同的变化及差异。

3. 整理实验结果和书写实验报告。

【注意事项】

1. 每次实验后休息10min。

2. 棉签头端不要露出太多,以免刺伤受试者。

四、整合性思考题

1. 简述大脑皮质对低级反射中枢活动抑制(或控制)的整体意义。

2. 简述在舌表面滴柠檬汁和阅读柠檬的文字时,分别引起的反射。阐述其发生和机制。

3. 简述人体对不同刺激的感受和适应的差异及其意义。

4. 在体内还有哪些自主性反射? 各有何生理意义?

5. 简述人体渴反射的外周和中枢机制及其意义。渴反射的外周感受器受到短暂刺激,能否导致渴反射?

6. 体内压力感受性反射和化学感受性反射调节的相互作用及其意义。老年人和年轻人比较,两种反射性调节有何差异?为什么?在今后的临床工作中应该如何应对?

7. 人体还有哪些保护性反射或保护性机制?

五、知识拓展

1. 面神经支配舌前 2/3 的味蕾,舌咽神经支配舌后 1/3 的味蕾,为特殊内脏感觉;舌肌由舌神经和舌下神经支配,属躯体运动。

2. 刺激性气体如氨气,可迅速对眼和上呼吸道产生刺激作用。受试者立即出现流泪、呛咳和窒息等刺激症状。

3. 正常人瞳孔居中,圆形,直径 3~4mm,两侧等大。瞳孔的大小取决于瞳孔括约肌和瞳孔散大肌的收缩程度,分别受动眼神经中副交感神经和交感神经纤维支配。光照射视网膜产生的冲动经视神经传入中脑对光反射中枢,再经动眼神经中副交感纤维传出,使瞳孔括约肌收缩,瞳孔缩小。瞳孔对光反射的效应是双侧性的。感光侧瞳孔缩小为直接对光反射;未感光侧瞳孔同时缩小为间接(互感性)对光反射。该反射通过调节入眼光量,维持正常视觉功能和保护视网膜。

4. 食入辣椒粉,味觉感受器受到持续的和强烈的刺激,由Ⅶ、Ⅸ和Ⅹ对脑神经中的味觉纤维传入冲动,在延髓孤束核换元后,部分纤维经丘脑感觉接替核换元后投射到皮质顶叶和岛叶,部分纤维则投射到下丘脑,在产生特定感觉和内脏反应的同时,中枢整合后的信息经三叉神经泪腺神经传出,使泪腺分泌大量泪液,该过程称为味觉-泪反射。同时,口腔中的痛觉感受器受到刺激,传入冲动至大脑皮质引起痛觉。皮质整合信息,在协调味觉-泪反射的同时,反射性地使头颈部汗腺分泌大量汗液,引起味觉性发汗反射。

5. 水或食物进入口腔,舌的翻卷将其推入咽部,刺激咽部的感受器,冲动经舌咽神经和迷走神经上喉支传入延髓吞咽中枢、脑干或更高级中枢;传出冲动经Ⅴ、Ⅸ和Ⅻ脑神经至舌、喉和咽,导致软腭上举,咽后壁向前突出以封闭鼻咽通路,声带内收、喉头升高并向前贴紧会厌以封闭咽与气管的通路,呼吸暂停。喉头前移,食管上口张开,水或食团由咽入食管,经食管蠕动入胃。

6. 饮高渗盐溶液使口咽部渗透压感受器受到刺激,盐吸收入血使血浆晶体渗透压升高,反射性地引起人体产生渴觉和饮水行为的过程,称为渴反射。个体饮入高渗盐溶液后,唾液分泌减少和口咽黏膜干燥等信息,作用于下丘脑渴觉中枢和更高级中枢,产生渴觉的同时激发其饮水行为。

7. 当人头面部浸入水中即刻触发潜水反射:分布在颜面和鼻腔的三叉神经末梢受到刺激,传入冲动使迷走中枢和交感收缩血管中枢兴奋,心迷走神经和交感收缩血管神经传出冲动增加,导致心率减慢、心输出量减少、皮肤和内脏血管收缩,血压无明显变化。

8. 受试者深吸气和屏气期间,反射性引起心率的变化称为 Valsalva 反射。正常人 Valsalva 反射,最长 R-R 间期(心率减慢)和最短 R-R 间期(心率加快)的比值大于 1.4,小于 1.4 提示其压力感受性反射活动不灵敏。

9. 加压受试者眼球,通过兴奋迷走神经使其心率减慢,称为眼-心反射。正常人心率可比对照减慢 10~12 次/min;减慢超过 12 次/min 提示迷走神经兴奋性增高;心率反而加快,提示交感神经兴奋性增高。临床上常用压迫眼球的方法,反射性地制止室上性(心房和房室结性)心动过速。

10. 受试者由平卧转为直立或由直立转为平卧期间的心率变化,称为卧-直立位试验。由平卧转为直立时,心率加快超过 12 次/min,提示交感神经兴奋性增高;由直立转为平卧时,心率减慢超过 12 次/min,提示迷走神经兴奋性增高。

11. 给予颈动脉按摩加压期间,颈动脉窦受到牵拉刺激,窦神经传入冲动增多,导致压力感受性反射增强。

12. 在受试者皮肤上适度加压划线后,一段时间出现红色划痕,称为皮肤划痕或划纹试验。正常人皮肤在划线后 10s 内,划痕由白变红;白色划痕超过 5min,提示交感神经兴奋性增高;红色划痕迅速出现且持续 10min 以上,提示副交感神经兴奋性增高。

13. 扩展阅读(学生查阅资料):心率变异性的研究及其意义。

(关桥伟　盘强文　李英博)

第十节　人体感觉功能的观察

人体的感觉是人脑对客观事物的主观反应。体内和外环境的各种刺激作用于特定的感受器或感觉器官的神经末梢,随即将刺激转换为电信号,沿神经传导通路传向中枢神经系统,到达大脑皮质的特定区域,分析整合后产生感觉的同时可引发相应的功能活动的变化。感受器引起的感觉为一般感觉,如温度觉和触觉等。感觉器官眼、耳、口和鼻引起视觉、听觉、味觉和嗅觉等称为特殊感觉。根据感受器所在的位置,又将其分为躯体和头面部及内脏感觉。本实验通过对人体痛觉、视觉和听觉的观察以认识其感觉分析的功能。

一、影响疼痛的因素

【实验原理】

疼痛感觉是人体组织受到伤害性刺激后产生的不愉快的主观体验,常伴有躯体运动性防卫反射和自主神经性反应以及情绪反应称为痛反应。作用于组织细胞的电、机械和化学等因素,只要达到伤害强度,就会引起缓激肽、白三烯、组胺、K^+ 和 H^+ 等致痛物释放;致痛物刺激皮肤和脏器表面的痛觉感受器,产生传入冲动至大脑皮质和边缘系统等部位,引起痛觉和痛反应。个体的痛觉和痛反应,受其精神和心理状态以及周围环境等因素的影响。引起个体产生痛觉和痛反应的最小强度的伤害性刺激称为痛阈。痛阈随不同个体或同一个体的不同状态而变化。

【实验目的】

学习测定痛阈的方法;探讨影响疼痛的因素及其机制;掌握疼痛的生理和临床意义。

【受试对象】

学生(对疼痛敏感者不作为受试者)。

【实验器材】

HPS-100 人体生理实验系统(成都泰盟软件有限公司生产),痛阈测定仪,脉搏和呼吸传感器,充电式穴位按摩仪,热水袋,冰袋,电子体温计,音乐播放器和耳机。

【实验步骤和观察项目】

1. 实验准备和提示　调试和校正 HPS-100 人体生理实验系统和痛阈测定仪。各组确定实验者和受试者。每项观察结束后,休息 10min 后再进行下一步骤和观察。

2. 实验观察。

(1)记录对照:受试者取坐位。实验者调试计算机显示屏基线,为受试者连接 Ⅱ 导联心电图引导电极和呼吸换能器,记录实验前的心电图和呼吸频率;用电子体温计测量受试者腋下温度并记录。受试者暴露左或右前臂,掌面向下。实验者在受试者前臂正中线距手腕 5cm 处用标记笔定点,调试痛阈测定仪压点与色笔定点重合,随后的测试均在该点。每测试 1 次休息 10min。

(2)视觉对痛阈和痛反应的影响:两次测定间隔 5min。受试者睁眼状态。实验者为受试者安置好痛阈测定仪。受试者在直视压力表的状态下自行缓慢加压,感觉疼痛时停止加压并释放压力。实验者记下受试者感觉疼痛时压力表上显示的最小压力值,即痛阈;受试者再测痛阈 2 次。取 3 次的平均值同闭眼状态比较。受试者处于闭眼状态,自行测痛阈 3 次。受试者分别处于睁眼和闭眼状态,实验者分别为其测试痛阈 3 次。观察受试者在不同状态下的痛阈值、心脏活动的节律和频率、呼吸频率和深度,以及情绪和腋下温度的动态变化。

(3)温度对痛阈的影响:受试者睁眼状态。实验者用热水袋给色笔定点周围加温至受试者感觉发热(测量局部温度并记下)时,安置痛阈测定仪。实验者为受试者重复测痛阈 3 次。实验者用冰袋给色笔定点周围降温至受试者感觉发冷(测量局部温度并记下)时,安置痛阈测定仪。实验者为受试者重复测痛阈 3 次。观察不同温度对痛阈、心电图和呼吸及体温的影响。

(4)情绪对痛阈的影响:受试者在计算机屏上选择喜爱的音乐或歌曲后戴上耳机闭眼收听。在播放音乐 10min 时,实验者为受试者重复(每隔 5min 测 1 次)测痛阈 3 次。观察痛阈、心电图和呼吸及体温的动态变化。

(5)穴位刺激对痛阈的影响:受试者睁眼状态。实验者甲用按摩仪或用其拇指持续按摩受试者的合谷穴至受试者感觉麻胀期间,实验者乙为受试者重复测痛阈 3 次。观察痛阈、心电图和呼吸及体温的动态变化。

3. 整理结果　比较全班男女生在不同因素影响下的痛阈以及心率、呼吸和体温变化的差异。书写实验报告。

【注意事项】

1. 保持安静,受试学生精神不要紧张。

2. 实验结束后将仪器设备擦拭干净。

二、人体视听觉功能检测

【实验原理】

视觉是人体最重要的感觉功能,70%的感觉来源于视觉。人体在视物时,通过晶状体曲度改变和瞳孔运动,将物象投射到视网膜,经感光换能系统换能后,信息投射到大脑皮质枕叶及相关区域,产生视觉和视反应。听觉是通过外耳和中耳的传音和增压将声波传到内耳,内耳的信息传至大脑皮质颞叶和相关区域,产生听觉和体内反应。内耳前庭器官通过感受人体姿势和运动状态的变化,参与肌紧张和运动平衡的调节。

【实验目的】

学习视觉和听觉功能测定的方法;掌握视觉和听觉产生的机制和影响因素。

【实验对象】

学生及志愿者(无精神、感官、心血管和呼吸相关疾病)。

【实验器材】

指示笔,光板,音叉,色谱图,隔音间,彩色笔,彩色板,耳机(乐音、噪声、纯音接受功能),遮光板。

【实验步骤和观察项目】

1. 实验准备　实验者和受试者熟悉各个实验观察的具体要求以及所需条件。

2. 实验观察。

(1)辐辏反射:让受试者先看一个远距离的物体,然后告诉受试者注意观察物体移动,将该物体移动到距实验者15cm 的位置,注意观察实验者在看近距离物体时眼睛的移动方向。

(2)近点测定:受试者挡住或闭住一只眼睛,拿一个指示笔放在另外一只眼睛前15cm 处,并让指示笔与远处的一个物体在一条直线上。当受试者看远处的物体时,让受试者回答指示笔是变清晰还是变模糊(指示笔不在焦距内即变模糊)。让受试者注视指示笔时,让其回答远处的物体如何变化(远物不在焦距内同样变模糊)。受试者会感觉对近处物体(指示笔)的适应性调节要费力一些。让受试者挡住或闭住一只眼睛,拿指示笔,向前伸直前臂,在看着指示笔尖端的同时,慢慢地向眼睛处移动指示笔,直到物象变模糊,告诉实验者物象变模糊的点。眼睛能看到指示笔的最短距离就是"近点"。

(3)盲点测定:用一只白色笔杆和黑色笔头的指示笔,在一张白纸上标记一个"+"。受试者头部保持不动,闭上左眼睛,一直看着约25cm 处的"+"标记,将笔从"+"标记的右侧移出,当受试者回答"笔头看不见了",实验者在纸上的这个地方做点标记。继续向右侧移动指示笔,直到受试者再一次回答"再看见笔头",再做一个标记点。同样的方法,标记出盲点的上下和左右界限。

(4)对视网膜的机械刺激:受试者双眼向左凝视,闭上双眼,保持一段时间。让其用手指轻轻地压在右眼球的右侧眼角处,注意视觉里的影像。上下滑动手指,让受试者注意视觉里影像的移动方向,并描述所见(受试者会发现,刺激产生的主要视觉反应是一个光圈,或者是一个光碟,位于刺激处对面的视野里。眼睛右侧视网膜的刺激,在视网膜的左侧产生反应,反之亦然。)再让受试者双眼球向右凝视,同样用手指轻轻地压在右眼球的左侧眼角处,再注意视觉效果,回答所见。

(5)正向后像实验:让受试者面对一个明亮的光板,闭上双眼,再用双手挡住眼睛,等待30s,听到指令后移去双手,快速睁开眼睛,再闭上眼睛,让其回答闭眼后是否还感觉到明亮

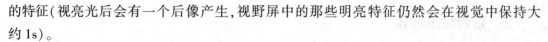

的特征(视亮光后会有一个后像产生,视野屏中的那些明亮特征仍然会在视觉中保持大约 1s)。

(6)色觉检测:在屏幕上显示色盲测试图谱,让受试者观察图片后回答图中的数字或物象。每张图片出现的时间不超过 10s。

(7)音笼实验:受试者坐在隔音的房间的音笼里,音笼的声源到受试者头部的距离相等,随即在各个方向呈现声音,让受试者报告声源的来源。来自头部两侧的声音方向容易辨认,来自中切面上的声音容易混淆。

(8)任内试验(同侧耳气传导和骨传导比较试验):保持安静。受试者静坐,实验者用橡皮锤叩击音叉后,立即将振动的音叉柄置于受试者一侧颞骨乳突部,问受试者是否听到声音。在受试者刚刚听不到声响时,立即将音叉移至同侧外耳道口附近,问受试者是否能重新听到声音;反之,先将振动音叉置于受试者外耳道口附近,当刚听不到声响时,将音叉移至颞骨乳突部,问受试者是否能重新听到声音。如气传导>骨传导为任内试验阳性,气传导>骨传导(弱)为弱阳性,气传导<骨传导为阴性。用棉球塞住受试者一侧外耳道(模拟气传导障碍),重复上述试验,观察结果。

(9)韦伯试验(比较两耳骨传导试验):用橡皮锤叩击音叉后,将正在振动的音叉柄置于受试者前额正中发际处,问受试者两耳听到的声响有无差别(正常人两耳声响相等)。用棉球塞住一侧外耳道(模拟气传导障碍),重复上述试验,询问受试者所听到的声响偏向哪一侧?传导性耳聋声响偏向患侧,神经性耳聋则偏向健侧。

(10)声音掩盖实验:让受试者先听一种声音,然后在此声音的基础上加上另一个声音,让受试者描述之前的声音变强还是变弱(会发现之前的声音音调变弱)。声音掩盖实验分为:纯音掩盖、噪声掩盖、乐音掩盖。

(11)听域实验:让受试者戴上耳机,发送不同频率的声波,当受试者从听不见的声波到刚能听到的声波的频率,回答"听到",记录该频率,然后继续改变声波频率,受试者回答"听不见",记录该听不见声波的频率,此范围即受试者的听域范围。

(12)视听反射时程检测实验:在一张色卡上用红色笔写上"黑色",绿色笔写上"红色",黑色笔写上"白色",蓝色笔写上"黄色"。让受试者听到指令后在对应的地方打勾(听到"红色"的指令后,在绿色笔写的红色上打勾),从听到指令到做出回答,不能超过 2s,记录反应时间和正确率,通过该实验判断受试者视听的反应能力。

(13)视听干扰实验:选择两位基础条件相似的受试者,每人面前一张 A4 纸。一个在安静的环境,一个在有噪声的环境。让两位受试者在听到实验者发出"请画出红色正方形"的指令后马上执行。受试者首先在彩色笔筒内正确取色笔,然后画图。记录受试者完成任务的时间。比较两位受试者完成任务的时间。观察噪声和安静环境是否对视听觉活动产生干扰?

【注意事项】
1. 光线要充足,光源应从受试者后方投射。
2. 测试时不宜用手遮眼以免压迫眼球。

三、整合性思考题

1. 简述疼痛的外周和中枢机制以及痛觉和痛反应对整体功能的影响。

2. 根据本实验观察的结果,思考对痛阈产生影响的因素及机制。

3. 疼痛能否适应?为什么?基于此,在临床工作中,面对疼痛患者,是否应该及时给予止痛处理?

4. 用红色笔写上绿色,绿色笔写上红色,受试者听到红色指令会选错卡片。分析视觉和听觉信息在大脑皮质是如何整合的?经过训练后,受试者执行指令的正确率有何变化?为什么?

5. 简述个体在噪声环境下听力准确度变化的中枢机制。

四、知识拓展

1. 痛和镇痛 不同性质的刺激,只要达到使组织伤害的程度,都会使其释放多种致痛化学物质,通过痛感受器的换能和编码作用,将痛信息传入大脑皮质以及边缘叶和下丘脑等中枢,产生痛觉和痛反应。在致痛物未消除的情况下,痛觉感受器对其的敏感性逐渐增高,个体由疼痛发展到痛觉过敏。痛觉信息在中枢传递和整合的过程中,激活延髓头端腹内侧区、中脑的中缝核及蓝斑核和导水管周围灰质区、边缘系统和丘脑等具有调制镇痛的部位,同时使镇痛物质(如内源性阿片肽)释放。这些参与镇痛的功能系统称为内源性镇痛系统(endogenous analgesia system),该系统通过减少痛信息的传入和减弱中枢神经细胞对痛信息的敏感性等机制而达到镇痛的作用。在临床实践中,还可使用药物、手术和针刺等治疗的手段,以减轻或消除患者的疼痛。

研究表明,参与痛觉产生和痛反应的中枢部位,也是产生镇痛作用的中枢部位。痛觉的产生与镇痛两种机制在中枢神经系统内相互作用的结果,既保证少量的痛冲动传入以产生痛觉,又使得大量的冲动在传入的途中被抑制,或在整合过程中被镇痛系统的作用所对抗,因而避免过强的痛觉刺激对人体造成的不利影响。尽管痛觉对人体具有保护性意义,但疼痛对人体的损伤性作用是主要的。所以,医务人员对有疼痛的患者应倍加关切。

2. 视觉的整体效应 视觉的产生是在视皮质及相关脑区中的神经功能网络内进行的。眼在为大脑提供外界信息的同时,通过皮质的活动引起系列的整体反应:①同一时刻通过视网膜感知的信息向皮质传递的过程中,通过突触传递对信息的重组,使相对重要的信息到达皮质。视皮质及有关中枢对获得的信息进行分析、比较和选择,产生相应的皮质功能活动变化。②视觉信息进入皮质颞叶、顶叶、额叶、海马和杏仁核等中枢部位,多个中枢部位功能相互配合和协调,使个体能同时进行视、听、说、思、忆和写,将以往贮存的有关信息调出与现实的进行比较、选择和整合,以产生新的信息并将其贮存。③视觉信息进入运动皮质,使机体产生相应的运动功能的同时,又将观察到的运动变化信息传入,以调整皮质及以下运动中枢的活动,使个体的运动过程保持稳定。④视信息进入有关反射的中枢、皮质边缘系统和下丘脑等部位,可反射性地引起个体的情感和心理活动以及内脏功能等的变化。

(买文丽 徐亚吉)

第十一节 人体睡眠活动的观察

睡眠是人体生命活动的重要组成部分,人的一生有近 1/3 的时间是在睡眠中度过的,高质量的睡眠是保证人体身心健康的基本条件。本实验通过监测睡眠时的脑电图、眼电图和睡眠时相等,对人体的睡眠活动进行观察和分析。

一、影响人体脑电图和眼电图的因素

【实验原理】

在清醒和睡眠状态下,大脑皮质均具有持续的节律性电活动。用脑电图仪在人的头皮表面记录到的自发脑电活动,即脑电图(electroencephalogram,EEG)。脑电图的波形按其频率和振幅的不同分为 α 波、β 波、θ 波和 δ 波。α 波在清醒、安静闭眼时节律最为明显;睁眼(受到光刺激)或受到其他刺激时,α 波即消失,称为 α 波阻断。β 波是新皮层处于紧张活动的标志,当精神紧张和情绪激动时出现此波。θ 波是成人困倦时的主要脑电活动,在成年人意愿受挫或处于抑郁状态以及精神病患者为显著。δ 波出现在成年人极度疲劳和昏睡或麻醉状态下。

人体在清醒和睡眠状态的心率、呼吸和肌张力等有不同的表现。睡眠期心率和呼吸会逐渐减慢,肌电活动和肌张力减弱;在清醒状态,随运动强度增大,心率和呼吸加快,肌电活动和肌张力增强。

眼的静电位随环境亮度而发生的相应的缓慢变化的波形称为眼电图(electro-oculogram,EOG),反映视网膜色素上皮光感受复合体的功能。眼电图的参数有暗谷电位、暗谷时间、光峰电位、光峰时间和 Q 值等。临床检测眼电图的目的是为脉络膜炎、卵黄状黄斑变性和视网膜色素变性等眼部器质性病变提供辅助诊断依据。

【实验目的】

学习脑电图和眼电图的检测方法;观察人体正常脑电图和眼电图的波形以及人在闭眼和睁眼状态下,声音刺激、思考问题、情绪活动、困倦和熟睡时脑电图、心率、呼吸和肌电活动的变化。

【受试对象】

学生及志愿者(无精神、心血管和呼吸类相关疾病)。

【实验器材】

HPS-100 人体生理实验系统(成都泰盟软件有限公司生产),脑电图和眼电图记录系统,电极,导电糊和 75% 酒精棉球,手机音乐播放器。

【实验步骤和观察项目】

1. 实验准备 受试者静坐椅上,姿势自如。实验者为其正确佩戴脑电帽,调整松紧度以便固定电极。用酒精擦拭电极安置部位后安放电极。发髻线下 1cm 和枕骨突隆向上 2cm 处分别安放引导电极,耳垂安放参考电极(图 2-8)。连接信号输入线(红:发髻处电极;白:

枕骨处电极;黑:耳垂处电极)引入 HPS-100 人体生理实验系统。

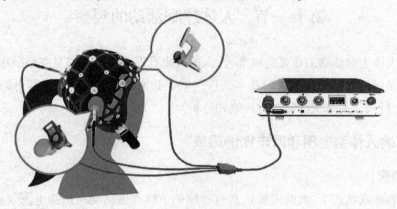

图 2-8 脑电图记录模式图

2. 实验观察。

(1)记录和观察不同状态下的脑电图:受试者清醒闭目,保持心情平和和无思维活动,观察有无 α 波出现?给予音响刺激(用实验室电脑大声播放音乐),α 波是否减弱或消失?在安静闭目状态下令其睁眼,有无"α 波阻断"现象?受试者闭目,α 节律恢复;随即令其进行连续简单心算,观察 α 阻断与恢复的过程。令受试者睁眼并思考问题,观察其脑电的变化。令受试者心情保持在愉悦状态,观察脑电图变化;令其回忆气愤的事件,观察脑电图变化。

(2)眼电图记录和观察:受试者头部固定,在双眼外眦角、前额正中位置皮肤擦拭 75% 酒精,增加皮肤的导电性,减少干扰。安放眼电图电极时,以双眼外眦为引导电极,前额正中为参考电极,分别贴上贴片电极并连上信号输入线夹子(前额为黑色夹子)。电极安放如图 2-9 所示。按照操作标准,预适应角膜平面普通光照,暗适应为暗室(可先关闭实验室灯光,拉上不透光窗帘,作为暗室),明适应为明亮房间(可在暗适应结束后,开启实验室灯光,拉开窗帘,作为明亮房间)。令受试者注视一个在 30° 内作水平移动的红灯。眼球的电轴跟随眼球的转动而改变,其内、外眦角电极的电位亦不断变化。在明适应和暗适应条件下的这种电位变化,通过放大并记录的波形称为眼电图。

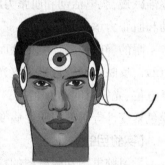

电极粘在标记的皮肤上

图 2-9 眼电图记录模式图

1)眨眼和扫视时的眼电图:受试者呈坐位,正视前方,保持头部不动,分别记录和观察受试者眨眼时的眼电图(图 2-10)和阅读一段文字(扫视)时的眼电图(图 2-11)。

2)预适应和暗适应及明适应阶段的眼电图:从预适应的第 11min 开始记录,每分钟的前 12s 眼球随红色注视灯左右交替运动,48s 后眼球停止运动,记录系统停止工作。关闭实验室灯光,拉上不透光窗帘,进入暗适应阶段。从暗适应第 11min 开始记录,记录方法同预适应。开启实验室灯光,拉开窗帘,进入明适应阶段,记录方法同预适应。分别观察不同阶段眼电图的暗谷电位、暗谷时间、光峰电位、光峰时间和 Q 值等参数的变化。

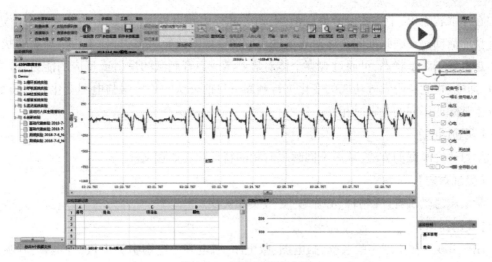

图 2-10　眨眼时的眼电图

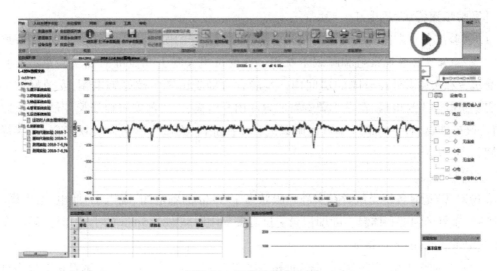

图 2-11　扫视时的眼电图

3. 整理实验结果,书写实验报告。

【注意事项】

1. 受试者皮肤用酒精或商品化的皮肤准备材料擦拭,电极涂电极膏。非一次性电极使用完毕后应做消毒处理。

2. 受试者在检查过程中应安静合作和关闭手机等通讯器材。

3. 眼电图检查前 60min 避免阳光直射及内眼照射检查。

二、人体睡眠时相的观察

【实验原理】

睡眠和觉醒是人体生命活动中必需的两个相互转化的生理过程。在觉醒状态下,个体有意识地去认识和适应环境因素的变化,主动地去从事人际交流、学习和工作或其他的活动。在睡眠状态下,个体的疲劳得以消除,精力和体力得以恢复,有利于在觉醒状态下进行各种功能活动。在睡眠期间个体对环境的反应能力减弱或暂时丧失,处于相对独立的状态。个体是否处于睡眠状态,可通过观察个体对痛刺激或声音刺激的反射或反应的能力,检测其脑电、肌电、视觉和听觉等功能的变化进行判断。目前公认的是根据脑电图变化来判断个体是处于觉醒或不同的睡眠时相。

【实验目的】

学习研究睡眠的方法;掌握不同睡眠时相的特征和功能意义。

【受试对象】

学生志愿受试者(无精神、心血管、呼吸类相关疾病)。

【实验器材】

HPS-100 人体生理实验系统,脑电图、眼电图、肌电和心电图引导电极,导电膏,呼吸、血压、血氧饱和度和体温换能器,闹钟。

【实验步骤和观察项目】

1. 实验准备　志愿受试者首先阅读志愿者必须遵守的实验规则和注意事项,做好思想准备。实验分为普通观察组和睡眠干扰组。在受试当天晚上 9 点准时到实验室。实验期间,受试者和实验者处在分隔的房间内。实验者协助受试者佩戴好脑电帽,安放好脑部电极;安置眼电图引导电极、在左小腿安置肌电图引导电极、右肘部安置血压换能器、在上腹部安置呼吸换能器、右手中指末端安置血氧饱和度换能器、右腋下安置温度换能器、连接标准Ⅱ导联心电图。

2. 实验观察。

(1)对照:记录各组受试者在安静睁眼状态下 5min 的脑电图、眼电图、肌电、心电图、血压、呼吸、血氧饱和度和体温。随即记录受试者安静闭眼状态下 5min 的上述指标,随后令其睁眼并记录 3min 的上述指标。

(2)音乐对睡眠的影响:播放催眠曲和关闭实验室灯光。记录各组受试者在安静闭目状态下的上述指标。在其脑电图处于浅睡眠时,实验者用手机播放不同响度的音乐刺激受试者,观察其唤醒阈。

(3)普通观察组受试者在不同睡眠状态下的唤醒阈和梦境:停止播放催眠曲。让受试者安静入睡。记录上述指标。在受试者睡眠 1h(慢波睡眠时),观察其唤醒阈,询问其有无梦境。在受试者睡眠 3h(脑电图呈 δ 波)时,观察其唤醒阈,询问其有无梦境。记录受试者至清晨自然醒来的上述指标。询问其有无梦境。

(4)睡眠干扰对受试者内脏活动和情绪的影响:实验者在受试者脑电图只要出现 β 波时,便将其唤醒(注意记下唤醒阈是否随睡眠时间延长而变化),观察随唤醒次数增加,受试者入睡时间和入睡后脑电图以及心率、血压、呼吸等内脏活动和情绪的变化。

3. 分类整理不同状态下的上述指标和书写报告。

【注意事项】

1. 受试者和实验者和谐配合,以期获得满意的实验效果。

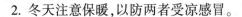

2. 冬天注意保暖,以防两者受凉感冒。

三、整合性思考题

1. 根据得到的实验结果,分析脑电图的 α 波、β 波、θ 波和 δ 波各自出现的条件和各个波形的特点及意义。

2. 分析和阐述受试者在闭眼、睁眼、闭眼声音刺激、思考问题、情绪活动、困倦和熟睡状态下的脑电、心率、呼吸、体温和肌电等的变化及机制。

3. 结合实验思考临床上检测脑电图的意义。

4. 比较眼电图暗谷电位、暗谷时间、光峰电位、光峰时间和 Q 值等参数在不同条件下的变化及机制。

5. 个体的睡眠被干扰会产生哪些后果?为什么?为何说睡眠为个体提供心身营养?

四、知识拓展

1. 世界睡眠日　2001 年,国际精神卫生和神经科学基金会制订的全球睡眠和健康计划,发起一项全球性活动,将每年 3 月 21 日定为"世界睡眠日"(World Sleep Day),旨在唤起人们对睡眠的重要性和睡眠质量的关注。2003 年,中国睡眠研究会把"世界睡眠日"引入中国。

人生大约有三分之一的时间是在睡眠中度过。世界卫生组织调查表明,由于人们生活的节奏快和压力大、频繁夜生活和过量饮酒等不良生活习惯,引发各种睡眠问题。世界范围内有 27% 的人存在睡眠问题。中国有各类睡眠障碍者占总人群的 38%。睡不着、睡不醒和睡不好三大类睡眠疾病,严重影响人们的健康水平以及生产安全和生活质量。

睡眠医学涉及呼吸、心血管、生物节律、药物学、心理学、中医中药学和环境等领域。过去 40 余年,研究发现睡眠不足会出现记忆力明显下降;神经元细胞营养不良和萎缩甚至凋亡,这些改变和心脑血管病的发生直接相关。

2. 梦的产生和意义。

(1)梦境产生的部位和可能机制:大脑皮质和皮质下中枢的广泛区域参与快波睡眠和梦的形成。用正电子发射断层扫描和局部脑血流量测定等技术研究表明,人在快波睡眠期间,新皮质、视觉皮质代表区、边缘系统和额前区等处的代谢和功能活跃。体内的功能活动都是在大脑皮质和皮质下中枢的调节下进行的;不同功能活动的信息传入相应的中枢并整合后,传出冲动引起不同程度的心理或精神以及躯体和内脏活动的变化,这些变化作为信息贮存在脑的相应区域。研究表明,梦反映个体心理和精神的状态。本书主编设想在大脑皮质和脑干内有许多的功能网络,其中有专门负责在睡眠期间对既往的(已贮存且以视觉为主的)和现实的(白天和正在输入的,需要睡眠中进行加工处理的)以及新生的(根据既往和现实间信息处理后产生的)信息进行比较、分析、重组和贮存的神经功能网络。这些神经功能网络的工作在对上述信息进行选择性贮存的过程中,另一些信息则不断地组合成同过去的和现实的精神和心理活动有关联的且是符合逻辑的新的形式或程序,这种形式或程序的运行便形成梦。由于个体有不同的精神和心理体验,故梦的内容丰富多彩。

(2)梦的意义:梦是必要的脑活动,对于个体脑力的恢复和情绪的稳定是必要的。当个体在梦中被干扰致醒,多数显得易于激动甚至很烦躁。研究中观察到,反复在快波睡眠被唤醒,受试者在随后的睡眠中会自动地对干扰掉的快波睡眠进行弥补,即随后的睡眠中,快波睡眠的时间相应延长。由此可见,梦是快波睡眠的组成成分,是脑的一种功能活动。

个体在白天的思想和精神活动可进入梦或影响梦的内容。德国有机化学家 Kekule 成功演示许多有机化合物碳链的结构后,对芳香族化合物的处理却遇到困难。苯的分子式为 C_6H_6,根据碳原子为 4 价的设想,他无法用已知的任何形式的链来表示苯的构式而长时间地思考解决这一问题的方法。他在回忆中说:"1865 年的一个晚上,在打瞌睡时见原子在眼前跳舞,小的在后,大的有多种形式,长长地紧密地连接成排,每一排都在扭曲转动像一条蛇。有条蛇竟咬住自己的尾巴在面前乱转。惊醒后工作一整夜,把苯的 6 个碳原子连接在一起成为环形,每个碳原子又连着一个氢原子"。根据梦境的提示,Kekule 发现苯的结构式。德国生理学家 Loewi 的双蛙心实验是在梦中设计的,据此实验发现神经递质。

在每晚 6~8h 的睡眠期间,有 1/4 的时间处于快波睡眠,有 1.5~2h 在做梦,由此可计算人的一生做梦的时间。目前对梦所知甚少,有兴趣的学生可关注和投入该领域的研究。

(李英博　杨树龙)

第十二节　人体大脑左右半球功能协同的观察

一、实验内容

【实验原理】

大脑由半球间裂的纵沟分为左右两个半球,纵沟的底是连接两半球使其功能协同的胼胝体,两半球表面被覆的一层灰质称为大脑皮质,是高级神经活动的结构基础。左右半球各有其优势功能。左半球的优势功能有:语言能力、计算和逻辑思维以及分析和理解、听觉和空间辨别、产生意识和对复杂随意运动的控制等。右半球的优势功能有:非语言视觉图像的感知和分析、认识空间和重现三维图像、对音乐和美术的理解以及从事相应工作的能力、情绪控制、深度感知、学习和记忆以及完成运动任务和时间概念等。两半球的功能虽有分工,但在结构上是呈网络联系,功能上是优势互补的。大脑左右半球通过复杂的神经功能网络,实现相互间的信息传递和平行处理不同的信息。在同一时刻传入的各种信息,在左右半球各中枢或神经功能网络内进行传递、选择、归纳和分析,同已贮存的信息进行比较,整合成新的信息进入记忆或传出冲动以引起相应的整体功能活动。

【实验目的】

通过学习大脑左右半球功能及协同的测定方法,探究左右半球复杂功能的整体意义,激活创新性思维和提高学习效率的能力。

【受试对象】

学生。

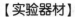

【实验器材】

难度相近的中文(100字的内容)和英文(相同纸张1/2页面内由20个单词组成的内容和不同的英文字母组合)以及由10条色彩线条组成的难度相近的平面图形卡片若干(由实验人员制备或购置),A4打印纸和各色水彩笔。

【实验步骤和观察项目】

1. 实验准备　全班学生分组进行实验。A、B和C(男女生混合)三人为一组,按以下三个组合轮流进行。A和B实验,C计时并观察A和B的实验情况(ABC组合);A和C实验,B计时并观察A和C的实验情况(ACB组合);B和C实验,A计时并观察B和C的实验情况(BCA组合)。每个学生准备好纸笔。每项观察结束后,受试者休息10min,再进行下一步骤和观察。

2. 实验观察

(1)中文识别:A从中文卡片盒中随机取卡片2张,分别用2min和1min默读其中内容。随即A用2min读卡片1上的文字,B用笔记下;A用1min读内容不同的卡片2上的文字,B用笔记下。B随机取中文卡片2张,熟悉内容。A和B角色互换。A和B分别从文字中文卡片盒中取卡片2张,然后用2min和1min各抄写1张卡片上的文字。根据A和B在慢速和快速时记(写)下4张卡片内文字的数量和准确度(100字全对为100分,每错1字减1分),给对方的结果予综合评分;A和B自行评分;C对A和B进行综合评分;得出三人对A和B的平均分。随后是ACB组合和BCA组合。

(2)图形识别:A从图形卡片盒中随机取图片2张,观察其结构(前后左右上下)后能用语言准确表述。A用2min叙述图片1上的图形和色彩,B用不同色笔绘下;A用1min叙述图片2上的图形和色彩,B用不同色笔绘下。B取图片2张。A和B角色互换。A和B分别从图片盒中取图片2张,用2min和1min各绘1张图片上的图形。根据A和B在慢速和快速时绘图的准确度(图形线条分布和色彩全对为100分,每错1处减1分)给对方的结果予综合评分;A和B自行评分;C对A和B进行综合评分,得出三人对A和B的平均分。随后是ACB组合和BCA组合。

(3)英文字母组句:A和B从英文字母盒中随机取卡片2张。用2min对1张卡片上的字母组合成单词或句子后,再用1min对另1张卡片上的字母组合成单词或句子,如把YO、R、E、AS、UA、D、E、TU、N、T组合成YOU ARE A STUDENT。根据A和B在慢速和快速时组合单词的数量和准确度(10个字母或字母组合,组成的英文句子全对为100分,每错1处减1分)给对方的结果予综合评分;A和B自行评分;C对A和B进行综合评分,得出三人对A和B的平均分。随后是ACB组合和BCA组合。

(4)英文识别:A从英文卡片盒中随机取卡片2张,分别用2min和1min默读其中内容。随即A用2min读卡片1的英文,B用笔记下;A用1min读内容不同的卡片2的英文,B用笔记下。B随机取英文卡片2张,熟悉内容。A和B角色互换。A和B分别取卡片2张,然后用2min和1min各抄写1张卡片上的英文。根据A和B在慢速和快速时记(写)下4张卡片内英文的数量和准确度(20个单词全对为100分,余类推),给对方的结果予综合评分;A和

B 自行评分;C 对 A 和 B 进行综合评分;得出三人对 A 和 B 的平均分。随后是 ACB 组合和 BCA 组合。

3. 整理实验结果(评分),对本班男女生的评分进行归类和统计,比较其差异。结合实验过程书写实验报告。

【注意事项】

1. 保持安静和集中精力。

2. 清晰准确地读音和叙述。

二、整合性思考题

1. 根据实验结果,结合学习和生活经历,思考速度和准确度间的关系。

2. 分析在本实验中大脑左右半球各部分功能的协同。

3. 在学习和工作中如何实现多快好省?

4. 举例学习和实践过程中联合用脑的机制及整体意义。

三、知识拓展

1. 思想筛和神经功能网络假说　思想筛(thought sifting)和神经功能网络(hypothesis of nerve functional network)假说,是在已知脑结构和功能的基础上,应用冯志强教授的三因素思维模式和互交理论而提出的。

神经功能网络是由神经元和与之共生的神经胶质细胞以及细胞外液理化因素共同组成,既是神经系统的结构和功能单位,又是思想筛的结构基础。神经功能网络分为三级:①一级网络:对皮质下其他功能网络的活动起整合调控作用的大脑皮质。②二级网络:是由调节体内某种功能活动的各级中枢、各级中枢与其他中枢相联系的神经纤维,以及目前未知其结构但又在整个网络中发挥作用的部位共同组成。③三级网络:是对体内某种功能活动发挥调节作用的基本中枢,其相对独立和自主的活动,是在二级和一级网络的调节下得以发挥的。在各级功能网络中,均存在神经元内、神经元间、神经元与神经胶质细胞间、神经胶质细胞间,以及细胞外液与神经元和神经胶质细胞间的信息传递,所以,在每级网络内部和各级网络间,均存在多维互交性联系。

思想筛的功能是使个体通过对复杂信息的选择性过滤机制,产生思想和形成对不同事物认识与鉴别的能力。个体在接受体内和体外不同因素的刺激后,通过一级网络而产生思想;不同刺激产生的"原思想",经过思想筛的过滤和整合而形成符合逻辑的思想。在对某一事物由低级到高级的认识过程中,通过事物内部各因素间的互交机制,个体逐渐形成较为完整的思想链。各事物间存在的互交性联系而使各种思想链相互作用,个体产生丰富的联想和复杂的思维活动,由此产生不竭的创造源泉。

神经系统的先天发育对神经功能网络的形成和思想筛的功能具有重要作用;生活在不同国度和环境的个体,由于受到的文化教育、思想和道德精神等因素的影响不同,其思想筛的功能表现出差异;个体在后天的学习、实践和思想活动中,不断地对思想筛的神经结构加以改造和重建,进而使思想筛的功能逐渐完善并表现出个性特征;思想筛的神经结构发育不健全或受到损伤,由于个体不能形成完整的思想链,不能产生符合逻辑的思想而表现为神经和精神方面的病理变化。

近年,电子科技大学生命科学院的专家应用脑电图(EEG)、磁共振(MRI)、EEG 结合 MRI 和数学建模的方法,对正常人脑网络、动物脑网络、神经精神疾病脑网络进行网络特征与网络机制的研究;利用弥散加权磁共振技术,探索音乐家大脑的白质结构网络,发现音乐家在运动、视觉以及语言表达等功能脑区具有比非音乐家人群更显著的网络连接,且运动相关脑区的中心节点重要性也显著增大。这些发现表明,音乐家大脑中与音乐训练有关的局部白质网络具有更高的信息传输效率。

2. 大脑左半球和右半球皮质功能优势及协调　人脑的不同高级功能相对地向一侧皮质集中的现象称为皮质功能单侧化。在正常情况下,两侧皮质在功能密切联系和优势互补。左半球和右半球间有许多连合纤维,互交性地联系着两半球皮质的相应区域。这些纤维是两半球皮质功能关联和整合的结构基础。在个体右手学会一种技巧运动,左手没有经过训练,一定程度上也能完成这种技巧运动;个体在用语言叙述一个三维图形时,能同时用笔将其描绘出来,此时的功能活动是在左半球和右半球功能高度整合下完成的。大脑左半球和右半球皮质功能的协调,为脑平行处理信息提供条件,即在同一时刻,大脑两半球对传入的视、听和运动的信息进行分析,并同以往贮存的信息进行比较,选择并整合成新的信息,以对个体的各种功能活动进行及时的调节,使之能准确地完成当时的学习任务或其他的操作过程。

脑的思维、情感和心理活动以及语言和非语言功能等产生的机制尚未阐明,且这些功能活动存在个体差异。人类脑两半球结构的复杂性,为其认识世界及其规律提供物质基础。迄今人类对世界上许多事物及其运动的规律不甚了解,但大脑两半球具有的强大功能,使其对自然世界的认识具有无限的可能性。一切未知将在科学实践中逐步认识,在不断认识世界的过程中,脑的结构和功能会变得更为复杂和强大,认识世界和自身的能力也会提高。

(王兴杰　袁　蕾)

第十三节　人体内分泌和生殖功能的观察

由内分泌腺和有内分泌功能的器官组成的内分泌系统,通过合成和分泌各种高效能生物活性物质(激素),调节人体新陈代谢、生长发育、生殖和衰老等功能活动。许多激素的分泌不仅受神经和体液因素的调控,还受下丘脑视交叉上核发出的周期性信息的控制(生物钟)。生物钟的作用使激素分泌呈现节律性的特征,如糖皮质激素(glucocorticoid,GC)的分泌呈昼夜节律性,女性性激素的分泌呈月周期性。本实验通过观察生物节律对人体肾上腺糖皮质激素分泌以及对女性生殖周期激素和体温的影响,认识人体内分泌和生殖的活动及规律。

一、生物节律对人体糖皮质激素分泌的影响

【实验原理】

糖皮质激素(GC)是由人体肾上腺皮质束状带与网状带分泌的类固醇激素。GC 不仅通过多种机制调节人体糖、脂肪与蛋白质等物质的代谢,而且参与启动应激反应,对人体多个组织器官的活动产生影响。人 GC 效应主要来源于皮质醇,即氢化可的松(hydrocortisone),其分泌受下丘脑-腺垂体-肾上腺皮质轴的调节。生理情况下皮质醇的分泌(基础分泌)呈明显的昼夜节律性:血浆皮质醇早晨 8 时左右达分泌高峰(140~690nmol/L),随后有所下降(下午 2 时左右:80~330nmol/L),晚上 8 时与次日凌晨 3 时左右最低,约为晨 8 时的 50%。

【实验目的】

熟悉肾上腺糖皮质激素分泌的特点和理解其昼夜周期性分泌的机制。

【受试对象】

学生或志愿者(有感染、外伤、低血糖和感情创伤者不参与受试)。

【实验器材】

器材:采血器,低速离心机,1.5ml EP 管,酶标板,封板胶纸,酶标仪,单道或多道移液器(10~100μl,100~1 000μl)与吸头,自动洗板机或洗瓶,吸水纸,冰箱,37℃孵育箱,手套。试剂:预包被在酶标板的人皮质醇抗体,系列浓度皮质醇标准品(S1 0nmol/L、S2 0.2nmol/L、S3 1nmol/L、S4 5nmol/L、S5 25nmol/L 和 S6 125nmol/L),样品稀释液,辣根过氧化物酶(HRP)标抗体,显色剂 A 液,显色剂 B 液,洗涤液,终止液。

【实验步骤和观察项目】

1. 实验准备。

(1)待测样品准备。

1)血液标本采集:分别于早晨 8 时、下午 2 时、夜间 8 时与次日晨 3 时采血。

2)血清标本制备:全血标本室温放置 20min 以便血液凝固,1 000×g 离心 20min,取上清(即血清)置于 1.5ml EP 管。血清样本 2~8℃存放,待样本收集齐后进行检测。

(2)双抗体夹心 ELISA 检测法操作流程。

1)加液:根据待测血清标本数量、标准品数量与空白对照决定板条孔数并设置复孔。先向孔内分别加入血清标本(血清样品 5μl+样品稀释液 45μl)或系列浓度皮质醇标准品 50μl,轻轻晃动混匀后用封板胶纸封住反应孔,37℃孵育 30min。

2)洗板:①自动洗板机洗板:每孔注入洗涤液 350μl,静置 1~2min,吸出洗涤液。②手工洗板:吸出孔内液体,每孔加入洗涤液 350μl,静置 1~2min 后甩尽液体,将孔板倒扣在吸水纸上拍干。洗涤 5 次。

3)加抗体:每孔加入 HRP 酶标抗体 50μl,用封板胶纸封住反应孔,37℃孵育 30min。

洗板(同第 2 步)5 次。

4)加显色剂:每孔先加入 50μl 显色剂 A 液,再加入 50μl 显色剂 B 液,轻轻振荡混匀,37℃避光孵育 15min。

5)加终止液:每孔加入 50μl 终止液终止反应(蓝色立即变为黄色),随即(15min 内)置于酶标仪测量 450nm OD 值。

(3)标本皮质醇含量计算。

1)每个标准品与标本的 OD 值为实测 OD 值减去空白对照孔 OD 值。

2)以人皮质醇标准品浓度为横坐标、标准品 OD 值为纵坐标制备标准曲线。根据标本的 OD 值由标准曲线计算样品皮质醇浓度,再乘以稀释倍数即为样品的实际浓度。

2. 连续检测 3 个周期的血皮质醇浓度,以采血时间点为横坐标、皮质醇浓度为纵坐标,绘制血皮质醇浓度的日周期变化。

3. 整理实验结果和书写实验报告。

【注意事项】

1. 样本保存 2~8℃不宜超过 48h,如不能及时检测,需将样本-20℃保存。

2. 一旦加好相关试剂,及时用封板胶纸封住反应孔,防止干燥。

3. 严格控制孵育时间和温度。

4. 洗涤要充分,以免影响实验结果。

5. 显色试剂与显色过程注意避光。

二、女性基础体温测定和生殖周期机制分析

【实验原理】

女性从青春期开始,生殖器官与性激素的分泌呈现周期性的变化,主要表现为每月一次的子宫内膜剥脱和出血,血经阴道流出,称为月经。成年女性的月经周期平均为 28 天,分为月经期(第 1~5 天,从月经来潮到出血停止)、增生期(第 6~14 天,从月经停止到排卵)、分泌期(第 15~28 天,从排卵起到下次月经来潮前)。月经周期是下丘脑、腺垂体、卵巢三者所分泌的激素相互作用的结果。在下丘脑分泌的促性腺激素释放激素(GnRH)的影响下,腺垂体分泌的卵泡刺激素(FSH)与黄体生成素(LH)作用于排卵前的卵泡与排卵后的黄体,促进雌激素与孕激素(孕酮)的分泌。育龄女性卵泡期血 LH 约为 2.0~15.0mIU/ml,排卵前 16~24h 出现 LH 峰(22.0~105.0mIU/ml),排卵后 LH 浓度下降(0.6~19.0mIU/ml)。血孕酮浓度在排卵前低于 3.18nmol/L,排卵后黄体分泌孕酮增多,血孕酮浓度 9.54~63.6nmol/L(提示卵巢黄体功能良好)。孕酮既可增加能量代谢,也可作用于下丘脑体温调节中枢,提高体温调定点水平,使基础体温升高。因此,月经周期正常的育龄女性基础体温曲线呈双相性(图 2-12):在排卵前较低,为 36.4~36.6℃,排卵日更低,排卵后升高 0.3~0.5℃,并一直维持到下次月经来潮前开始下降。若无排卵,则育龄女性基础体温曲线呈单相性。

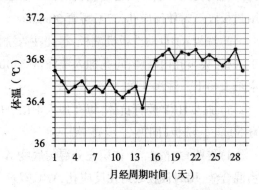

图 2-12 女性月经周期中的基础体温变化

【实验目的】

学习生理学实验的绘图方法;通过基础体温与血清 LH、孕酮水平的检测与分析,理解生殖周期的机制。

【受试对象】

育龄女性。

【实验器材】

器材:口腔水银温度计,采血器,低速离心机,1.5ml EP 管,酶标板,封板胶纸,酶标仪,单道或多道移液器(10~100μl,100~1 000μl)与吸头,自动洗板机或洗瓶,吸水纸,冰箱,37℃孵育箱,手套。

试剂:人 LH ELISA 检测试剂盒,包含预包被在酶标板的人 LH 抗体,系列浓度 LH 标准品(S1 2.5mIU/ml、S2 5mIU/ml、S3 10mIU/ml、S4 20mIU/ml、S5 40mIU/ml 和 S6 80mIU/ml),样品稀释液,HRP 酶标抗体,底物 A 液,底物 B 液,洗涤液,终止液。人孕酮 ELISA 检测试剂盒,包含预包被在酶标板的人孕酮抗体,系列浓度孕酮标准品(S1 0nmol/L、S2 15nmol/L、S3 30nmol/L、S4 60nmol/L、S5 120nmol/L 和 S6 240nmol/L),样品稀释液,HRP 酶标抗体,底物 A 液,底物 B 液,洗涤液,终止液。

【实验步骤和观察项目】

1. 实验准备　受试者需熟悉实验观察,掌握正确的测量体温的方法。

2. 实验观察。

(1)基础体温测量:自月经期第 1 日开始,每日清晨醒后未起床不作任何活动时(最好在同一时间段),测量口腔温度 5~10min,并记录于基础体温表。

(2)血清标本制备与保存:每日同一时间段采集静脉血,全血标本室温放置 20min 以便血液凝固,1 000×g 离心 20min,取上清(即血清)置于 1.5ml EP 管。血清样本−20℃存放,待样本收集齐后检测激素水平。

(3)LH 与孕酮测定:采用双抗体夹心 ELISA 法检测血清 LH 与孕酮,操作流程以孕酮为例。

1)样品孵育:根据待测血清标本数量、标准品数量与空白对照决定板条孔数并设置复孔。先向孔内分别加入已复温血清标本 50μl 或系列浓度孕酮标准品 50μl,轻轻晃动混匀后用封板胶纸封住反应孔,37℃孵育 30min。

2)洗板:①自动洗板机洗板:每孔注入洗涤液为 350μl,静置 1~2min,吸出洗涤液。②手工洗板:吸出孔内液体,每孔加入洗涤液 350μl,静置 1~2min 后甩尽液体,将孔板倒扣在吸水纸上拍干。洗涤 5 次。

3)加入 HRP 酶标抗体:每孔加入 HRP 酶标抗体 50μl,用封板胶纸封住反应孔,37℃孵育 30min。洗板(同第 2)步)5 次。

4)再孵育:按 1:1 体积充分混匀底物 A 液与 B 液(15min 内使用)。每孔加入 100μl 底物混合液,用封板胶纸封住反应孔,37℃孵育 15min。

5)加终止液:每孔加入 50μl 终止液终止反应(蓝色立即变为黄色),随即(15min 内)置

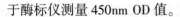

于酶标仪测量 450nm OD 值。

6)标本孕酮含量计算:每个标准品与标本的 OD 值为实测 OD 值减去空白对照孔 OD 值。以人孕酮标准品浓度为横坐标、标准品 OD 值为纵坐标制备标准曲线,根据标本的 OD 值由标准曲线计算样品孕酮浓度。如样本稀释,则样本的实际浓度为测得的浓度乘以稀释倍数。

3. 绘制基础体温曲线和血清 LH 与孕酮浓度曲线。

4. 整理结果,书写实验报告。

【注意事项】

1. 受试对象近 3 个月不能服用影响月经周期的药物。

2. 检测期间如有感冒、发热、失眠、饮酒和使用电热毯等情况,需加以标注。

三、整合性思考题

1. 实验中设置空白对照有何意义?如果空白对照 OD 值偏高,可能的原因有哪些?

2. 如果测得的标本 OD 值高于标准曲线上限,应做何种处理?

3. 人肾上腺皮质醇分泌有何特点?其机制是什么?

4. Cushing 综合征(皮质醇增多症)和原发性肾上腺皮质功能减退症患者同正常人比较,其血皮质醇合成和分泌有何改变?对其整体功能活动有何影响?

5. 结合实验结果动态分析生殖周期的形成机制。

6. 如何从女性基础体温曲线推测其是否排卵及体内黄体的发育情况?

四、知识拓展

1. **基础体温测定的意义**　在临床工作中,测定育龄女性的基础体温,可以比较准确地反应卵巢的排卵和排卵后的黄体功能,故常用其确定女性的排卵期和是否怀孕等。

(1)正常排卵:月经周期 28 天,低体温期与较高体温期明显,基础体温曲线呈现标准的两相变化。从月经开始到排卵日,体温较低,持续 14 天。排卵后 14 天体温有所升高,其中在第 14 天为排卵日。

(2)已怀孕:表现为体温持续升高超过 16 天。

(3)无排卵:体温持续在 36.0~36.4℃,无双相性体温变化。

(4)黄体激素浓度不够:表现为体温上升缓慢,排卵前是低温期,排卵后体温呈上升趋势,约 1 个星期之后才达到较高体温期。

(5)黄体功能不良:体温缓慢下降,排卵前是低温期,排卵后半个月是高体温期,但在高体温期末,体温开始缓慢下降,不是直接地急剧下降到低体温段。

(6)黄体功能不足:高体温持续时间不足,排卵前是正常的持续低体温期,排卵后进入持续高体温期,但持续高温时间不足,12 天之内开始下降到持续低体温期。

(7)早期流产:持续高温体后体温下降,持续高体温 20 天后体温下降。

2. **生物节律**　人体内的功能活动按一定的时间顺序周而复始地发生和变化,由于这种变化具有节律性,称之为生物节律(biorhythm)。体内的活动按频率的高低可分为高、中和低频三类节律。高频节律的周期小于 1 天,如心率和呼吸的周期性变化。大于 7 天的属于低频节律,如妇女的月经周期。周期介于上述二者之间的为中频节律。中频节律常为日周期,如睡眠和觉醒的周期性发生、体温和血压在清晨较傍晚稍低,以及某些激素在血中的浓度变化等。

分子时间生物学的研究进展表明,体内生命活动过程中的信息传递和控制都具有周期性或节律性。这种信息传递机制在体内具有普遍性。人体同内外环境间相互作用的时间和强度所引起的体内信息传递速率,以及在传递过程中新的信息物质产生的速率,各信息传递系统间的相互协同或相互对抗的作用等,都呈周期性或节律性的变化。例如,为迎接新的一天的生命活动。在清晨,人体内糖皮质激素的分泌量增多,与该激素结合的受体数量亦增多,使得个体精力充沛地同外界环境发生作用;在夜间,该激素的分泌量和受体结合激素的能力都减少和降低,使整体功能活动减弱而有利于体力和脑力疲劳的消除。又如在女性生殖周期中,在排卵前后的一段时间内,血中雌激素浓度升高,子宫内膜雌激素受体数量增多,内膜增殖为胚胎的植入创造条件;使输卵管平滑肌对收缩刺激的反应性增强,有利于对受精卵的运送。排卵后,伴随血中孕激素浓度升高,子宫内膜孕激素受体数量增多,使内膜呈分泌期的变化,子宫平滑肌松弛,有利于受精卵的植入。

目前认为,生物节律的控制中枢与下丘脑的视交叉上核以及同其相联系的松果体和垂体等部位有关,它们共同组成松果体-下丘脑-垂体节律系统,负责控制和协调体内功能活动的时序性和节律性。生物节律的存在,使人体对体内外环境因素的变化能产生更为完善的适应。

(陈桃香　李　芝)

第三章

生理学中的哲学思维和美的旋律

第一节　生理学中的哲学思维

一、实验内容

【实验原理】

哲学就是爱智慧,就是爱思想、重经历。从生理学概念得知:"生"是指生命活动;"理"是指生命活动中充满的严密哲学和逻辑及其推理;"学"是指用哲学和逻辑学思维对生命活动及其规律进行研究。基于"天人合一"的哲学观,人体是一个复杂的开放系统,外环境对人体的影响随机多变,形成不同种类和性质的刺激,引起内环境理化因素波动;在神经、体液和免疫系统调节下,整体各系统功能活动发生同环境因素相适应的变化,使内环境理化性质维持相对稳定。基于此,若要深刻认识和理解生命活动及其规律,惟通过训练获得哲学和逻辑学的思维方可达成。

【实验目的】

用多维学习法训练整合学习能力以提高学习效率;用图形训练抽象的思维能力;学习和应用哲学思维方法去分析和阐释人体复杂的功能活动。

【受试对象】

学生。

【实验器材】

HPS-100 人体生理实验系统等。

【实验步骤和观察项目】

1. 实验准备　学生在实验前需阅读实验步骤和观察项目,以明确具体的要求和达到的目标。

2. 实验观察。

(1)多维学习法和逻辑推理能力训练:学生随机分成 A、B 两组。分别观看用 HPS-100系统或其他播放器播放的"左心室的泵血过程和机制"教学录像。A 组学生用"听、看、写(记下要点)、想(思考)、说(回答老师提问或讨论)和忆(复述)"的多维学习法进行学习。B

组学生只观看录像 2 遍。两组用时一致。

1）根据"左心室的泵血过程和机制"的内容,形成一套 A 型和 X 型选择题（总分 100 分）,测试两组学生。现场判断准确率,比较组间差异。

2）A 组和 B 组中的 1/2 学生,根据记忆写下左心室收缩期泵血的动态过程及机制;余 1/2 学生写下左心室舒张期充盈血液的动态过程及机制。除心室泵血和充盈血液的基本过程及机制外,观察两组学生的逻辑推理和动态思维能力的差异。

（2）用图形思考和阐释体内的复杂功能活动。

1）三角形理论模式:在自然界,三角形结构最稳定（图 3-1）。

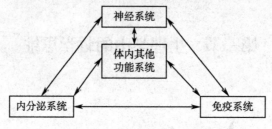

图 3-1　三角形理论模式

在思考和分析图中各部分结构和功能以及相互联系的基础上,整合阐释图中各部分功能（多因）和内稳态（一果）的关系。

2）二圆互交和三圆互交哲学模式:见图 3-2。

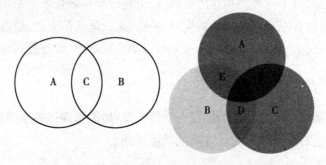

图 3-2　二圆和三圆互交哲学模式

二圆互交形成的非公共区为 A 和 B,公共区为 C。三（中国哲学中,三即多,三生万物）圆互交的非公共区 ABC、公共区 DEFG（提示:体内不同功能的细胞视为非公共区,细胞外液为公共区）、周线（体内外屏障等）、两线互交形成的联结点和三线互交形成的交汇点（神经元间联结）、各点形成的不同方向的互交角（多维视角和不同视野）、n 点（每个点可视为体内处于运动状态的一种生物活性物质或细胞等）组成整体、点间形成通道（体内外物质交换）,以及内部结构具有的对称性和非对称性（想象为三维空间和体内结构的不对称或不同结构的功能差异）等。每种结构都有其独特的功能。不同个体在用二圆和三圆互交认识和阐释人体、社会、自然和宇宙的结构和功能中存在差异。

3）建立动态思维:让思维使图形的每个结构（结合体内功能活动进行想象）处于运动的状态。

4）用二圆互交模式,比较交感神经和副交感神经系统在调节内脏活动中的差异,阐述两个系统在整体适应急剧环境变化中的协调机制和意义。

5）用三圆互交模式,思考和阐释体内各器官系统功能的相互联系及其同细胞外液间的关系。列举某种功能的细胞活动或不同功能细胞相互作用产生的生物活性物质(局部),通过细胞外液对体内各器官系统(整体)功能活动的影响。

6）分别把静脉回心血量、心肌收缩力和后负荷置于三圆互交的 A、B、C 中,分析 AB（E）、AC（F）、BC（D）和 ABC（G 心输出量）间的内在逻辑联系以及 ABC 和 G 间的正负关系及机制。

【注意事项】

1. 哲学和逻辑思维能力训练是个性化活动,不要相互影响。

2. 哲学和逻辑思维活动伴随每个人的学习和生活,对其不要有畏难情绪。

二、整合性思考题

1. 哪些因素会导致心室泵血或充盈血液的协同作用减弱,为什么?

2. 用三圆互交思考人体消化、吸收和物质代谢三者间的相互影响以及胃肠激素对三者的作用和机制。

3. 在比较 EPSP 和 IPSP 的形成机制的基础上,思考兴奋和抑制在整体功能活动中的意义。

4. 体内哪些功能活动可以理解为是互为因果的关系?

三、知识拓展

1. 如图 3-3 所示,在理解血量和心输出量及外周阻力三因素(每个因素又包括多个子因素)在血压形成中的作用的基础上,应用互交性整合思维,分析和阐述人体失血 15% 和输血补液至血量恢复到正常的过程中,三因素(多因)相互影响所致血压(一果)的动态变化。

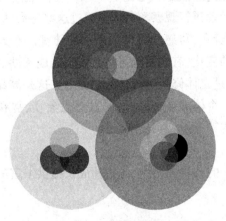

图 3-3　体内功能活动的"多因一果"模式

2. 用三圆互交阐述抗利尿激素、醛固酮和心房钠尿肽在人体水电解质平衡中的相互作用及机制。

3. 人体是一个开放系统,其新陈代谢活动在神经和体液系统的调节下,同内外环境因素的变化相适应(图3-4)。

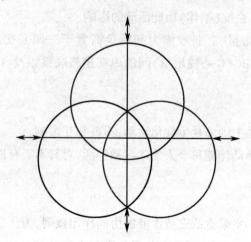

图 3-4 人体功能的开放模式

思考人体对外环境温度和气压(外因)变化的主动适应机制(内因);人的一生中,体内外物质交换能力的动态变化机制及其意义;体内外环境中的损伤因素和自身的保护机制。

(冯志强 盘强文)

第二节 人体生命活动美的旋律

一、实验内容

【实验原理】

人体生命活动就是和谐的和震撼人心的交响乐。在前面的实验中,已对脑电、心电、胃肠电、血流、心音和呼吸等活动进行观察和分析。通过这些生命活动所具有的不同节律和频率、间期和强度以及音质和音色,可感受生命活动的旋律美。在人的一生中,难免遭遇突发的严重感染和外环境因素的变化,有的甚至对生命安全造成威胁。此时,整体动员和激发潜力以对抗各种损伤因素,通过自体修复获得新的生命力。这是高昂着生命力的乐章,每个音符都凸显着生命的力量美。个体在生命活动中,具有想象、欣赏和创造美的能力,这种能力不断为生命交响乐增添新的篇章。

【实验目的】

感受及欣赏生命活动中的各种美,为个体精神成长提供丰富的滋养元素的同时,加深其对生命的理解、珍惜和尊重。

【受试对象】

学生(心肺功能不良者不宜参加下面的运动项目)。

【实验器材】

HPS-100 人体生理实验系统(成都泰盟软件有限公司生产),脑电和心电图及心音图引导电极,导电膏,听诊器,呼吸换能器和呼吸面罩(或自制呼吸容积限制器),室内固定脚踏自行车,播放器,耳机,贝多芬第五交响曲《命运交响乐》,芭蕾舞《天鹅湖》或自然美景摄像。

【实验步骤和观察项目】

1. 实验准备 调试和校正 HPS-100 人体生理实验系统和各种换能器。选择不同的适宜的背景音乐若干。每项观察结束后,受试者休息 10min,再进行下一步骤和观察。

2. 实验观察。

(1)记录对照:受试者在安静状态下取舒适坐位。实验者为受试者安置和连接脑电图电极(参考人体脑电图记录实验)、心电图导联(Ⅱ导联:右手臂和左右踝部)、心音换能器(胸前区左第 4 肋间正中)和呼吸换能器(上腹部或胸部)。实验者在受试者静息 5min 时,将同步记录 10min 的脑电、心电、心音和呼吸波形的节律、间期、频率、振幅等转换为不同的但又是和谐的音乐播放(或在设置的舒缓的背景音乐 1 中同步显示脑电、心电、心音和呼吸的波形变化)。

(2)把人体活动转换为音乐:受试者在室内脚踏车上运动(亦可做下蹲运动或俯卧撑)至心率比安静状态增加 60%(如安静时心率为 80 次/min,运动后心率加快至 128 次/min)时停止运动,将同步记录 10min 的脑电、心电、心音和呼吸的波形转换为音乐播放(或在设置的激扬的背景音乐 2 中同步显示脑电、心电、心音和呼吸的波形变化)。

(3)音乐欣赏:受试者佩戴耳机,闭目聆听贝多芬《命运交响曲》10min 期间,将其情感和精神融于音乐的旋律。实验者为其记录上述指标,观察音乐对生命力的影响(或观察和记录受试者在观看芭蕾舞《天鹅湖》或自然美景过程中的上述指标的变化)。

(4)倾听体内的活动及变化:男女生在自行听安静状态下 3min 的心脏、呼吸和胃肠活动发出的声音后,再相互听 3min。注意不同脏器活动的节律、频率、间期、响度、持续时间、音质和音色等的变化以及个体间的差异。

(5)运动对体内活动的影响:男女生在室内脚踏车上运动(亦可做下蹲运动或俯卧撑)至心率比安静状态增加 60%时,自行听 3min 的心脏、呼吸和胃肠活动的变化。休息 10min,运动至心率比安静状态增加 60%时,相互听 3min 心脏、呼吸和胃肠活动的变化。

(6)形体美的观察:受试者直立,其他学生观察其脊柱生理弯曲产生的形体美;受试者右肘部弯曲呈三角形,其他学生分别用一只手抓住其右前臂向外拉,受试者用力阻止其向外拉。相互感受生命产生的力量美。

3. 整理实验结果和书写实验报告。

【注意事项】

1. 用心和用情参与实验过程。

2. 实验中注意保护他人和自身的安全。

二、整合性思考题

1. 根据在实验中的认知和感受,思考在日常生活和临床工作中,说话时的语音、语调、节奏和速度等对他人的心理和精神活动产生的影响。

2. 根据脑电、心电、心音以及呼吸和胃肠活动等的节律、频率、振幅、间期和音调等,配以相应的乐器以模拟生命活动产生的美的旋律。

3. 思考和感受在生活和学习中,师生和同学之间相互产生和传输的思想、情感、知识及精神的美。

三、知识拓展

1. 人体铁三角 人体运动系统由骨、关节和骨骼肌组成以及附属的肌腱、韧带、筋膜、腱鞘、滑囊、关节囊、神经和血管等。骨骼是人体的力学支柱,承受各种载荷和为肌肉提供可靠的动力联系和附着点;骨骼肌通过肌腱附着在关节两侧的骨上。骨、骨关节和骨骼肌构成人体的铁三角。铁三角的主要功能是运动。

2. 人体结构和功能美的机制 人体的结构、代谢活动和生理功能,都是不同数量的物质同时发生的物理和化学反应(联想做过的各种物理和化学实验)。在这些复杂的反应中,各种物质相互作用产生的新质所表现的活力、不同分子和亚分子结构的位移导致的有序重排和功能的多维变化,其画面必然是多彩纷呈和瑰丽动人、其优美的旋律必然是震撼人心。只要静心思考、无限想象和用情倾听,就会感知人体的结构和功能美。

3. 生命力 精子穿过卵膜的那一刻,开启新的生命。生命活动是各种力的集合表现。生命力为多维的结构和功能网组成,网中的每个节点或成分都与环境网进行有序的或随机的对接,进而维持人体的内稳态。个体从出生到死亡的生命活动过程中,生命力发生着动态的变化。思考和列出并阐释参与复杂生命活动的力的功能及作用机制。

4. 人体内各系统和器官功能相互作用、联系和协调,形成同内、外环境高度适应的整体生命活动的和谐美。在整体功能状态下,体内各种活动在内外环境因素的影响下发生着规律性的变化,这些变化在维持内稳态的过程中表现出的动态美!体内生命活动在神经、体液和免疫三大系统形成的网络调控下,精确而符合逻辑地发生和发展的严密逻辑美!

5. 脑波音乐。

(1)脑波音乐研究的意义:音乐是全人类通用的交流形式。人体与宇宙世界是一种共生关系。各种生命信号具有音乐性。脑电信号是人脑神经元活动的综合表现。音乐是人脑智力活动的产物。人脑的神经元群活动与音乐在信号形式上具有相似性,探索二者遵从的共同科学规律,对于"认识脑、保护脑"和"开发脑"具有重要意义。

(2)脑波音乐研究的概况:1934年,Andian和Mattews首先报道人类脑波的发声。1965年,Alvin Lucier用脑波信号作为音乐创作材料,成功举办名为"独奏者音乐"的现场音乐会。2004年,在声音表达国际会议上,脑波音乐被列为一个专题,得到来自脑电研究者以及音乐家和可听化设计者的共同关注。大脑实现其多脑区间的协作配合,类似多声部音乐中不同声部之间的合作。基于此,电子科技大学吴丹等在2009年提出无标度性的脑波音乐编码假说:脑电图(EEG)的周期与音乐中的音长对应、振幅与音乐中的音高对应、平均能量变化与音乐中的音强对应,音色则可以任意选定,于是就可以把EEG直接实时地转化成音乐。

2012年,电子科技大学卢竞等进一步使用和 EEG 同步采集的功能性磁共振成像(fMRI)对应音乐中的音强,制作 EEG 结合 fMRI 信号的脑音乐。将脑波音乐参数对应规则用于不同睡眠阶段的 EEG 数据,观察到快速眼动睡眠(REM)期脑波生成的音乐,行进速度较快,旋律充满跳跃感,活泼欢快,与快速眼动睡眠时大脑处于活跃状态的生理状况相对应;由慢波睡眠(SWS)期的脑波生成的音乐的音域范围较低,速度缓慢,呈现为平静柔和的曲风,反映该睡眠阶段是大脑活动最弱,处于深层次休息的身心状态。

(3)存在的问题:大脑实现其多脑区之间的协作配合就类似多声部音乐中不同声部之间的合作。宇宙与人类、音乐的共性到底有哪些? 音乐的神经化学作用是如何进行的? 还有许许多多的问题无法得到自然科学的解释,有待于更深层次的研究。

(4)展望:音乐有助于提高聆听者的智商。相信在不久的将来,将研制出对不同个体脑电和心电以及其他生理功能进行高分辨并转化的仪器。只要装配该仪器,就可以选择性地聆听自己体内不同的活动及其变化,让个体拥有享受美好生命和感悟生命的价值和意义的新通道。另外,通过将正常人的脑电和心电等转化的音乐,应用于患有相关疾病的个体,以对各种原因引起的老年痴呆和心脏病患者产生治疗作用。

6. 心电音乐。

(1)心电音乐的意义:心电信号是心脏电活动在体表的综合反映。心电信号随心脏的收缩和舒张呈周期性变化,同音乐有类似的信号形式。通过研究正常心脏电活动与音乐间的关系,将不同的心脏疾病对应不同的音乐,在诊断心脏病和对心脏疾病进行监护等方面具有重要意义。

(2)研究的概况:孟庆婕根据心电图 P 波、QRS 波群和 T 波的不同特点,设计不同的时频原子库,将几个原子库合并成能反映心电信号结构特点的完备时频原子库,在完备时频原子库上对心电信号做 FM～mlet 变换,实现对心电信号特征波及波群位置的检测与识别。P 波和 T 波的识别准确率达到 98.80%和 98.70%,将各波段频率处理后的心电信号进行分段,设置节奏、音域、旋律与和弦,利用 Max/Msp 自动作曲软件为平台,制作心电音乐以传达不同心脏疾病的心电信息。不同心脏疾病的心电音乐对应的音乐有不同的音域、节奏和旋律特征。正常心脏产生的音乐,音域较低、节奏缓慢,给人流畅优美和低沉舒缓的感受;心脏病变时产生的音乐,音域较高和节奏密集,给人急促的和不和谐的感受。

除脑电和心电外,人类的呼吸、胃肠活动、行走和奔跑等,都是包含音乐性节律的生物信号,通过相应的设计和技术,都可转化为音乐以供研究和欣赏。

(冯志强　赵春玲　盘强文)

第四章

整合人体生理指标在临床上的应用

第一节　概　述

　　在前面的实验中,已对不同程度整合的循环、呼吸和泌尿等系统的功能活动进行观察。在临床工作中,医生对一般患者要常规检测其心率、血压、呼吸和体温四大生命体征;对危重患者,则在床旁对其心脏活动的节律和频率、中心静脉压、血压、呼吸节律和频率、血氧饱和度、体温和尿量等指标进行实时监护,通过整合性的动态观察以掌控其病情发展,为及时进行抢救或调整治疗方案提供依据。本实验以本书主编冯志强教授在西南医科大学心外科接受"非体外循环下冠脉旁路移植术(冠脉搭桥术)"期间的床旁监护为案例,介绍整合人体生理指标在临床上的应用。其目的是学习临床监护的整合人体生理指标的记录方法;培养应用整合性指标的动态变化,以对患者的病情进行及时的准确判断和处理的临床思维能力。

(冯志强)

第二节　临床监护指标及记录方法

　　床旁监测如图 4-1 所示。患者从手术开始至术后第 5 天,实时监护以下 8 个指标。在术后第 6 天开始,每日测量 3 次血压、血氧饱和度、血糖和体温,计 24h 总尿量,直至出院。

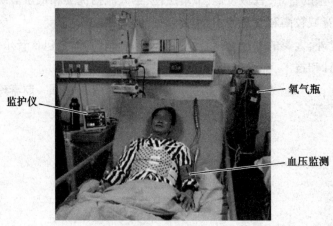

图 4-1　床旁监护

1. 心电图 用引导电极记录胸前 V_3 导联的心电图。

2. 血压 在手术和在重症监护室(ICU)期间,通过右桡动脉插管监测血压。回到心外科病房后,用袖带固定在右肱动脉定时测量血压。

3. 中心静脉压 在手术中,将输液瓶流出端连接三通管,其中测定端接插入右锁骨下静脉的导管(导管致上腔静脉与右心房交界处),另端接测压管并固定于输液泵(或输液瓶)上。测量时患者取平卧位,使其测压计的零点与右心房在同一水平;将插向静脉端的导管夹紧;松开连接输液泵(瓶)端的导管和测压计端的导管,输液泵(瓶)与测压计相通,输液泵(瓶)内液体充满测压管;随即将连接输液泵(瓶)端导管夹紧,松开插向静脉端导管,测压计与静脉导管相通,此时测压管内的液面迅速下降,当液面不再下降时在测压计中的刻度即为中心静脉压。测压完毕,将连通测压计端导管夹紧,使输液管和静脉导管联通。手术后第5天拔出静脉导管。

4. 呼吸 呼吸换能器置于胸前记录呼吸活动。

5. 血氧饱和度 在手术和ICU期间,定时从右桡动脉内抽取血液监测血氧饱和度。回到心外科病房后,则用换能器测右中指指腹的血氧饱和度。

6. 体温 用电子体温计定时监测。

7. 尿量 手术开始至第3天,通过尿管收集尿液并计每日总量。第4天开始,由患者收集和记录每日总尿量。

8. 血糖 血糖检测仪定时监测不同状态下的血糖变化。

【讨论题目】

监护指标间的联系和整体意义。

(冯 灵 盘强文)

第三节 病案简述

患者67岁,因近2日频发心绞痛,于2019年1月16日入住西南医科大学附属医院心内科。

1. 患者主诉 从23~45岁,学习工作紧张和生活压力重,缺乏运动,几乎每天在凌晨1时睡觉,因饥饿在睡前加餐;早上通常6点起床。45岁诊断为高血压,开始每日口服盐酸贝那普利片10mg,控制血压在(130~140)mmHg/(70~90)mmHg。55岁前,节假日不休息而用于学习、做科研和写作。55岁诊断为2型糖尿病,每日口服格列齐特30mg和/或二甲双胍缓释片500mg;近8年每日晚皮下注射甘精胰岛素20IU;空腹血糖通常在8~9mmol/L,餐后2h血糖在12~16mmol/L。自57岁在一次上坡中感觉心前区不适以来,在寒冷环境中散步或负重时,有时感觉心前区不适或疼痛,静息1min左右不适感或疼痛消失。10年前眼底检查见小动脉硬化改变。近5年体检因甘油三酯和胆固醇及血糖等指标异常升高,结合高血压和糖尿病,诊断为冠状动脉粥样硬化性心脏病。2019年1月8~14日气温下降,早上最低在4℃以下,上班途中感觉心前区疼痛持续时间和静息后疼痛消失时间均延长。近2日频繁出现心前区不适或运动后疼痛加剧而停止工作。

2. 既往史 患者在 1977 年 1 月 7 日因扁桃体化脓肌注青霉素致心脏停搏 5min 以上，抢救近 4h（据参加抢救的医生记录）；1984 年 10 月因感冒咳嗽口服磺胺后，在两小腿内侧出现固定红斑；1993 年 4 月因智齿引发牙龈炎肌注庆大霉素 4 天后，内耳功能障碍和右眼上直肌麻痹致运动平衡失调和视物重影；为预防血管内凝血口服阿司匹林 6 个月，在 2006 年 10 月 8 日发生胃出血致血红蛋白低于 8g/L。吸烟 20 年，每天 2 包，已戒烟21 年。

3. 入院后辅助检查。

（1）心电图检查提示：窦性心律；Ⅱ、avF、V_5 和 V_6 导联的 ST 段水平型压低大于 0.1mV，V_7、V_8 和 V_9 导联的 T 波低平。

（2）血生化检查结果：总胆固醇 7.42mmol/L（正常参考值 2.9～5.18mmol/L），甘油三酯2.422mmol/L（正常参考值 0.4～1.7mmol/L），高密度脂蛋白胆固醇 0.87mmol/L（正常参考值 1.04～2.08mmol/L），低密度脂蛋白胆固醇 5.23mmol/L（正常参考值 1.0～3.37mmol/L）。糖化血红蛋白 9.9%（正常参考值 4%～6%），葡萄糖 8.21mmol/L（正常参考值 3.9～6.1mmol/L）。

（3）心脏彩超检查提示：心室间隔增厚；左室舒张功能降低。

（4）冠脉造影（图 4-2）显示：LM（左冠脉主干）末端狭窄 45%；LAD（左前降支）近中段弥漫性狭窄，最重处狭窄 95%；LCX（左回旋支）中远段弥漫性狭窄，最重处狭窄 95%；RCA（右冠状动脉）近段闭塞，LCX 远段向右冠脉远段提供侧支循环。

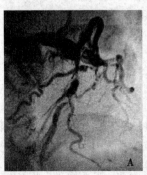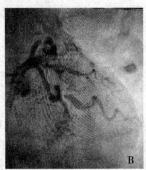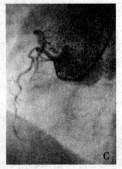

图 4-2 冠脉造影

A. 左前降支；B. 左回旋支；C. 右冠状动脉

4. 临床诊断 冠状动脉粥样硬化性心脏病；心绞痛；高血压 3 级，高危；2 型糖尿病；高脂血症；双侧颈动脉及右锁骨下动脉粥样斑块；慢性胃炎和十二指肠溃疡。

【讨论题目】

1. 患者上述疾病的成因以及所患疾病间的内在联系。

2. 根据上述，思考代谢、结构、功能的动态改变和相互影响。

3. 为患者提出下一步治疗的方案并阐述其理由。

（冯　灵　盘强文）

第四节　非体外循环下冠脉旁路移植术

基于患者在造影时见冠状动脉病变已无安放支架指征,于 2019 年 1 月 18 日转入西南医科大学附属医院心外科,接受"非体外循环下冠脉旁路移植术"。

一、术前准备

1. 确定使用的抗生素　为术后应用抗生素预防感染,结合患者的既往史,进行多种抗生素皮试。经护理专家鉴定:患者对头孢西丁钠皮试的反应为阴性。

2. 术前用药。

(1)补液和配合其他药物使用:0.9%氯化钠注射液。

(2)改善心肌缺血和预防心绞痛:二丁酰环磷腺苷钙片 40mg 静脉滴注、单硝酸异山梨酯缓释片 40mg 口服。

(3)抑制血小板聚集以抗血凝(因对阿司匹林不耐受):替格瑞洛 90mg,每日两次口服。

(4)降血糖:(诺和灵 R)生物合成短效人胰岛素注射液,三餐前 8IU 皮下注射,甘精胰岛素(长效)20IU 皮下注射。

(5)降脂:瑞舒伐他汀钙片 5mg 口服。

(6)抗生素:头孢西汀钠 2g 静脉滴注。

3. 医患沟通手术方案。

【讨论题目】

1. 术前用上述药物的依据和意义。

2. 手术中可能突发的事件和应对方案。

二、手术过程

患者于 2019 年 1 月 24 日 7 时 30 分进入手术室。7 时 40 分开始静脉注射麻醉药。患者因麻醉药物过敏致血压急速下降,经升压处理使血压平稳后,于 9 时 20 分在全麻气管插管和全身肝素化,实时监测心电图、血压、中心静脉压、呼吸、血氧饱和度、体温和尿量(尿道插管)的条件下,胸骨正中开胸;游离左侧内乳动脉(LIMA)和右侧大隐静脉备用;切开心包悬吊;心脏局部加压制动行 LIMA 吻合至 LAD;用各段大隐静脉分别将 LM、LCX 和 RCA 两端吻合。冠脉搭桥术顺利。术中失血较多,经处理后回输自体血 230ml。

【讨论题目】

1. 麻醉药物进入患者体内,通过何种机制使其血压下降?

2. 手术中可通过哪些措施使患者血压维持稳定?

三、术后重症监护

1. 患者发生休克的原因及抢救　患者于 13 时 50 分在麻醉未醒、自主呼吸未恢复(带气管插管)状态下入ICU。在ICU后2h时,从监护仪观察到患者血压突然下降至58mmHg/34mmHg,查脉搏细弱和四肢冰冷(向患者家属发出病危通知书)。判断为对麻醉药丙泊酚过敏,立即停用丙泊酚和行以下抢救措施。

(1)强心和收缩血管以升压:肾上腺素1mg、去甲肾上腺素8mg和盐酸多巴胺(2ml:20mg)20ml静脉注射。

(2)抗过敏和抗休克:地塞米松10mg/次(多次使用)。

(3)补充血容量:输全血300ml和血浆400ml。

抢救45min后,血压恢复至106mmHg/60mmHg。

2. 其他用药。

(1)补充能量和补液:5%葡萄糖注射液2 000ml(在不同时静脉滴注)、0.9%氯化钠注射液(100ml/次,多次同药物混合后静脉滴注)。

(2)促进心肌细胞糖原合成和改善心肌代谢:10%葡萄糖注射液500ml、10%氯化钾注射液10ml,(诺和灵R)生物合成人胰岛素注射液10IU,混合后静脉滴注,40滴/min(注:三者为极化液)。

(3)降压和抗心绞痛:(合贝爽)注射用盐酸地尔硫草20mg泵入(多次用)。

(4)抗氧化和促进伤口愈合:维生素C 2g静脉滴注。

(5)维持全身麻醉:(乐维静)丙泊酚乳状注射液0.2g泵入,2ml/h。

(6)抗生素:头孢西汀钠2g静脉滴注,40滴/min。

在21时30分,患者意识和自主呼吸恢复。拔出气管插管。启动镇痛泵。

【讨论题目】

1. 哪些因素导致患者转危为安?

2. 手术创伤致患者产生疼痛感觉的同时激发体内哪些抗损伤机制。

四、回心外科治疗

患者于1月25日9时回心外科继续治疗。心外科分别请心内科和内分泌科专家会诊确定或修正患者的治疗方案。

1. 治疗用药。

(1)改善心肌代谢:连续用极化液3天。

(2)降压和抗心绞痛:硝酸甘油注射液(1ml:5mg)10ml静脉泵入;盐酸地尔硫草缓释胶囊90mg,单硝酸异山梨酯缓释片40mg,每日各一片。

(3)改善心肌缺血预防心绞痛:二丁酰环磷腺苷钙40mg,静脉滴注。

(4)抑制血小板聚集以抗血凝:替格瑞洛90mg,每日两次口服。

(5)降血糖(监护血糖波动大):生物合成短效人胰岛素注射液,三餐前由8IU逐渐增加至12IU皮下注射,每天晚上8时甘精胰岛素20IU皮下注射(三短一长方案)。

(6)降脂:瑞舒伐他汀钙片5mg、依折麦布片10mg,每日各一片。

(7)利尿(监护27日当天尿量少于1 500ml):呋塞米注射液(2ml:20mg)1ml,静脉推注。

（8）抗生素：头孢西汀钠 2g 静脉滴注 40 滴/min。

2. 伤口护理　每隔 2 天检查心包、纵隔和胸腔内引流管周和开胸切口皮肤以及右小腿取大隐静脉处皮肤有无渗出并行换药。术后第 4 天拔出引流管后保护伤口。出院时全部伤口未见感染。

【讨论题目】

1. 根据手术过程和上面提供的治疗信息，哪些因素导致血糖升高和降低？为何术后第 1 周内的血糖难以控制？术后血糖升高有哪些利弊？

2. 术后为何要用利尿剂？

3. 术后输入极化液有何作用？

（盘强文　冯　灵）

第五节　监护指标和辅助检查的结果

一、监护指标的动态变化

在患者手术前后，由心外科监护的指标图示如下。

1. 体温　术后第 1 天体温有所升高（图 4-3）。

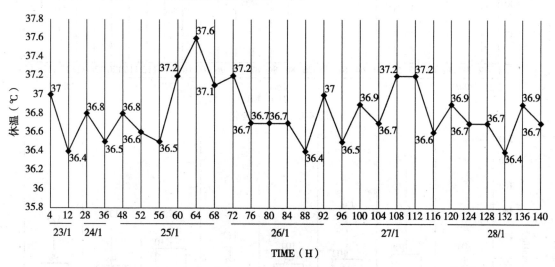

图 4-3　体温的变化

2. 尿量　术后第 3 天用利尿剂后尿量明显增多（图 4-4）。

3. 心率　术后心率较术前增快（图 4-5）。在术后 3 个月，安静状态下患者的心率在 78～84 次/min 范围（见本章第六节）。

4. 血压　手术当日麻醉后血压降低，升压处理后血压波动大，在 ICU 发生休克的血压变化未录入（图 4-6）。

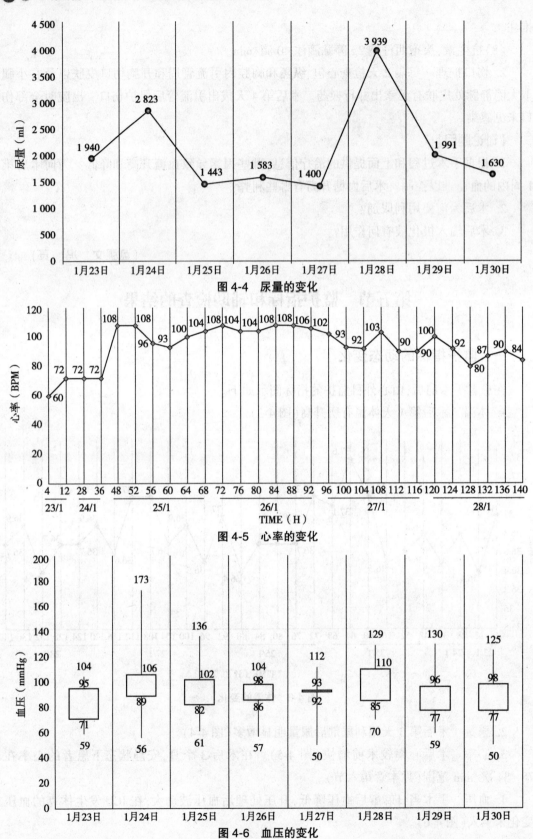

图 4-4　尿量的变化

图 4-5　心率的变化

图 4-6　血压的变化

5. 中心静脉压　术后第 2~5 天的中心静脉压在正常范围内波动(图 4-7)。

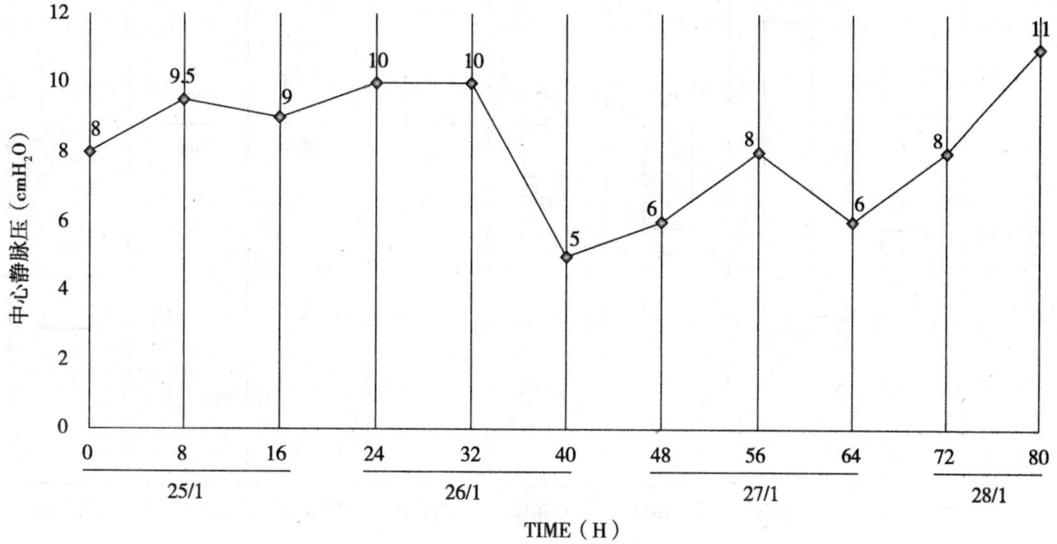

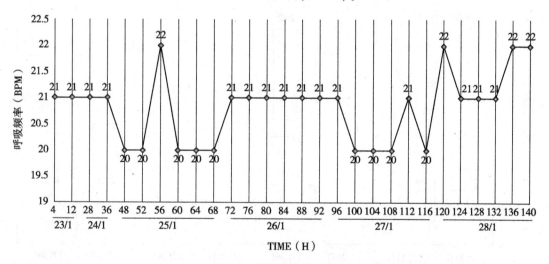

图 4-7　中心静脉压的变化

6. 呼吸　手术前后呼吸频率只有较小的波动(图 4-8)。

图 4-8　呼吸频率的变化

7. 血氧饱和度　手术当日气管插管和拔管后吸氧条件下,血氧饱和度波动较大。术后第 2 天停止吸氧。术后第 7 天血氧饱和度恢复到术前(图 4-9)。

8. 血糖　术后血糖波动幅度大。通过不断增加餐后胰岛素注射剂量后,血糖逐渐下降(图 4-10)。

【讨论题目】

1. 术后发热的机制和意义。

2. 从监护指标分析手术对患者内环境理化性质的影响。

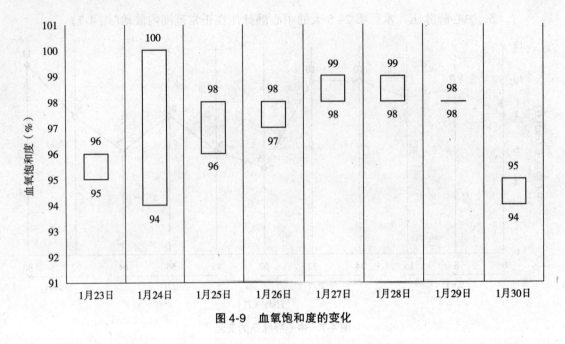

图 4-9　血氧饱和度的变化

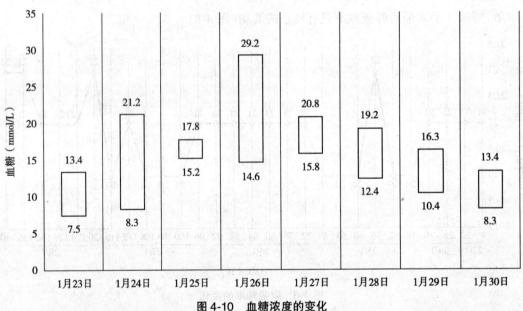

图 4-10　血糖浓度的变化

二、手术后辅助检测的结果

以下仅出示手术后辅助检测的阳性结果。

1. 全血中白细胞数　正常参考值$(3.5\sim9.5)\times10^9/L$，手术后第 1 天 $12.79\times10^9/L$、第 3 天 $11.95\times10^9/L$、第 6 天 $10.09\times10^9/L$。

2. 中性粒细胞数　正常参考值$(1.8\sim6.3)\times10^9/L$，第 1 天 $10.37\times10^9/L$。

3. 红细胞数　正常参考值$(4.3\sim5.8)\times10^{12}/L$，第 1 天 $4.13\times10^{12}/L$、第 3 天 $3.3\times10^{12}/L$、

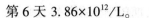

第 6 天 $3.86×10^{12}$/L。

4. 血小板体积分布宽度　正常参考值 15.1% ~ 18.1%,第 1 天 10.40%、第 3 天 14.50%、第 6 天 10.04%。

5. 血钾　正常参考值 3.5~5.3mmol/L,第 1 天 5.45mmol/L、第 3 天 5.85mmol/L。

6. 血钙　正常参考值 2.11~2.5mmol/L,第 1 天 2.05mmol/L、第 3 天 2.04mmol/L。

7. 血清肌红蛋白　正常参考值 0~72μg/L,第 3 天 105.90μg/L、第 6 天 88.41μg/L。

【讨论题目】

手术和休克期间有哪些主要因素参与心肌细胞的损伤?患者体内有哪些主要因素参与抗心肌细胞的损伤?术前和术后有哪些药物参与抗心肌的损伤?这些药物(外因)通过哪些体内机制(内因)发挥作用?举例说明药物对心肌细胞作用的两面性及机制。

(盘强文　冯　灵)

第六节　患者本人的术后记录和感悟

1. 术后 1~5 天,血糖很难控制。即使进食很少,餐后 2h 血糖最高可升至 29mmol/L。通过不断增加餐前注射短效胰岛素的剂量(从 8IU 增加至 12IU)和睡前注射 20IU 甘精胰岛素,使血糖逐渐降低。在增加餐前胰岛素注射量和进食少的情况下,发生低血糖 2 次,表现为大汗淋漓、头昏心慌、浑身无力。

2. 术前安静状态心率为 60~70 次/min。术后第 1 周,安静状态下心率为 100 次/min 左右;进食或移动身体,心率增至 110~120 次/min,心累气紧和发热出汗。第 2~5 周,安静时心率在 90~110 次/min 波动。在术后 40 天内,心脏常出现不规则窦性停搏和 II 度房室传导阻滞(3∶1 或 4∶1)等改变。术后 3 个月,安静状态下的心率在 78~84 次/min 范围。心内科医生建议服用倍他乐克。考虑每天已经服用抗凝、降脂、扩冠脉、降压和降血糖药等,本人希望通过整体和心脏的自动调整使心率逐渐减慢至术前。

3. 术后胸骨和右下肢小腿疼痛,以前者为甚,衣物接触伤口疼痛加剧,2 个月后逐渐减轻。术后右下肢胫骨旁和踝部凹陷性水肿,2 个月后减轻;3 个月后踝部和脚背肿胀,夜晚抬高后,次晨肿胀减轻。术后 3 个月仍感胸骨呈板状麻木。

4. 术后 1 周(1 月 31 日)出院时,体重较手术前减少 5kg。术后 20 天内,肌肉松软乏力,昏睡懒言,思维力减弱,书写速度减慢,写不出部分常用字,动脑想问题就会头疼。1 个月内味觉和嗅觉迟钝,40 天后咸、甜和酸的味觉有所恢复。术后指甲和头发生长速度减缓(手术前 3 天剪一次指甲,术后半月未见指甲长长;术前 20 天理一次发,术后 45 天理发未见更长),皮肤干燥和表皮代谢减弱。

5. 术后 1 周,迎来 67 岁生日。早上起床倚靠着病房墙壁,透过玻窗望着远方升起的太阳,想:如果不是专家们的精湛医术把我从死亡边缘抢救回来,生命已不复存在。顿时泪如泉涌。个体的生命存在或消失,阳光每天准时照耀人间!对于个人而言,除去生和死,其他的都是小事!由一个健康青年变为必须接受冠脉搭桥术的冠心病患者,并不是必然结局。

深刻反省后,决定把"整合人体生理指标在临床上的应用"编入本书,期望学生和年轻教师能从笔者用鲜血和伤痛换来的教训中得到警示:珍爱生命!维护自己的健康是一种社会责任;要学习和工作,更要适度地运动和充足的睡眠以及定期给自己的心理和精神休假;只有活着和拥有健康的生命,才会得到亲人和朋友的关爱,才会产生思想和享受自如的行动,才能帮助他人和为国家贡献力量。

6. 术后一个月开始上班。为学生上课和举办专题讲座,参加年轻教师的培训和教学督导工作,修改《整合人体生理实验指导》和分类整理教育著作《爱思想重经历》的资料等。愉快的工作会促进身心健康的恢复。

7. 心内科黄维义教授和范忠才教授,心外科于凤旭教授和万君易教授,麻醉科周军教授和 ICU 姜启栋教授以及内分泌科万沁教授和心外科的其他医护人员参加救治过程。他们缜密的思维、细微的观察和及时的处理、团结协作和对患者充满温度的人文精神,使笔者能继续生活和工作;同时为医学生树立学习的榜样,并使其了解危重病患者的成功救治需要临床多学科专家的协作。

【讨论题目】

1. 我国高血压、冠心病和糖尿病患者占全国总人口的百分比分别是多少?这些疾病在人们生活中是必然会发生的吗?根据患者的信息,哪些因素参与其疾病的发生和发展?患者体内伴随时间发生的空间结构改变,可能造成哪些后果?

2. 请为该患者提供出院后的治疗方案和注意的问题并阐明其理论基础。

(冯志强)

第五章

部分人体生理指标

以下所示部分人体生理和生化指标均为临床参考值。

第一节 血液指标

1. 红细胞　成年男性红细胞数量为 $(4.0 \sim 5.5) \times 10^{12}/L$；成年女性红细胞的数量为 $(3.5 \sim 5.0) \times 10^{12}/L$。

2. 血红蛋白　成年男性血红蛋白浓度为 $120 \sim 160g/L$；成年女性血红蛋白浓度为 $110 \sim 150g/L$。

3. 白细胞　成年人血液中白细胞数为 $(4.0 \sim 10.0) \times 10^9/L$。白细胞数量男女无明显差异。中性粒细胞占 $50\% \sim 70\%$；嗜酸性粒细胞占 $0.5\% \sim 5\%$；嗜碱性粒细胞占 $0\% \sim 1\%$；单核细胞占 $3\% \sim 8\%$；淋巴细胞占 $20\% \sim 40\%$。

4. 血小板　成年人血液中的血小板数量为 $(100 \sim 300) \times 10^9/L$。

5. 出血和凝血时间　出血时间（模板法）$4.8 \sim 9.0min$；凝血时间（试管法）$4 \sim 12min$。

（袁　蕾）

第二节 循环指标

1. 心率　正常成年人在安静状态下，心率为 $60 \sim 100$ 次/min，平均约 75 次/min。

2. 心输出量　健康成年男性在安静状态下的心输出量为 $4.5 \sim 6.0L/min$；女性的心输出量比同体重男性低 10% 左右。

3. 血压　在安静状态下，健康青年人的收缩压为 $100 \sim 120mmHg$；舒张压为 $60 \sim 80mmHg$；脉压为 $30 \sim 40mmHg$。

4. 心电图指标（表 5-1）。

表 5-1　人体正常心电部分指标

	形态	时间	振幅
P 波	Ⅰ、Ⅱ、aVF、$V_4 \sim V_6$ 向上	<0.12s	肢体导联<0.25mV
	aVR 向下		胸导联<0.2mV
	其余呈双向、倒置或低平		

续表

	形态	时间		振幅
PR 间期		0.12~0.2s		
J 点	多在等电位上,通常随 ST 段的偏移而发生位移			
ST 段	大多为一等电位线,有时下移			=0.05mV
	V_2 和 V_3 抬高明显			=0.2mV(男性>女性)
	V_4~V_6 及肢体导联,抬高很少			>0.2mV
T 波	大多与 QRS 主波的方向一致			
	Ⅰ、Ⅱ、V_4~V_6 向上			
	Ⅲ、AVL、AVF、V_1~V_3 可向上、双向或向下			除Ⅲ、AVL、AVF、V_1~V_3 外,其他导联一般=1/10R
	若 V_1 向上,则 V_2、V_6 不应再向下			胸导联有时可高达 1.2~1.5mV
Q-T 间期	不同导联有差异,差异最大可达 50ms,V_2、V_3 最长	心率为 60~100 次/min 0.32~0.44s		近年推荐 男性 QTc=0.45s 女性 QTc=0.46s
u 波	与 T 波相一致			心率增快 u 波降低或消失
	胸导联易见,V_2~V_3 较明显			心率减慢 u 波增高
QRS 波群	Q 波	<0.11s,多数在 0.06~0.1s		
		=0.03s(除Ⅲ和 aVR 外)	Ⅲ可达 0.04s	aVR 可出现较宽的 Q 波或呈 QS 波
		深度=同导联 1/4R 波		
		V_1、V_2 可以不出现,但偶尔可呈 QS 波		
	R 峰时间	V_1、V_2=0.03s		V_5、V_6=0.05s
	胸导联形态与振幅	R 波	V_1=1.0mV	V_1~V_5 渐升高
			V_5、V_6=2.5mV 且一般 V_6<V_5	6 个胸导联的 QRS 波群振幅一般不应都小于 0.5mV
		S 波	V_1 的 R/S<1	V_5 的 R/S>1
			V_3 或 V_4,R~S	
			V_2 较深	V_2~V_6 渐变浅
	肢导联形态与振幅	QRS 波群主波方向	Ⅰ、Ⅱ 向上	Ⅲ多变
			aVR 向下	6 个肢导联的 QRS 波群振幅一般不应都小于 0.8mV
		R 波振幅	Ⅰ<1.5mV	
			aVL<1.2mV	
			aVR<0.5mV	
			aVF<2.0mV	

（关桥伟）

第三节　呼吸功能指标

呼吸功能指标及其临床意义(表5-2)。

表5-2　人体主要呼吸功能指标及其临床意义

肺功能指标	定义	正常参考值	临床意义
潮气量(TV)	每次呼吸时吸入或呼出的气量	400~600ml	轻度阻塞性通气障碍时可增大;轻度限制性通气障碍时可减小
补吸气量/吸气贮备量(IRV)	平静吸气末,再尽力吸气所能吸入的最大气量	1 500~2 000ml	与通气储备有关
补呼气量/呼气贮备量(ERV)	平静呼气末,再尽力呼气所能继续呼出的最大气量	900~1 200ml	与通气储备有关
残气量(RV)	最大呼气末尚存留于肺内不能再呼出的气体量	1 000~1 500ml	限制性通气障碍时减小,阻塞性通气障碍时增大
深吸气量(IC)	从平静呼气末作最大吸气时所能吸入的气体量。潮气量+补吸气量		限制性通气障碍时减小;阻塞性通气障碍时变化不明显
肺活量(VC)	尽力吸气后能呼出的最大气量。潮气量+补吸气量+补呼气量	男性约3 500ml,女性约2 500ml	是临床上常用的指标之一,减少见于限制性通气障碍和严重阻塞性通气障碍
功能残气量(FRC)	平静呼气后肺内存留的气量。补呼气量+残气量	正常成人约2 500ml	限制性通气障碍时减小,阻塞性通气障碍时增大
肺总量(TLC)	肺能容纳的最大气体量。肺活量+残气量	男性约5 000ml,女性约3 500ml	限制性通气障碍时常减小
每分钟通气量(VE)	潮气量与呼吸频率的乘积	男:6.6L左右,女:4.2L左右	低于3L表示通气不足,高于10L表示通气过度
生理无效腔	吸入的气体,留在上呼吸道至呼吸性细支气管以前的呼吸道内,不参与肺泡与血液之间的气体交换的气体量	约为150ml	肺部疾病时常增大
肺泡通气量	指静息状态下单位时间内进入肺泡的气体总量 肺泡通气量=(潮气量-生理无效腔)×呼吸频率	4.2L/min左右	需和其他肺功能检查综合判断
最大通气量(MVV)	单位时间内所能呼吸的最大气量	男:104±2.71L/min 女:82.5±2.17L/min	反映呼吸系统整体效能,阻塞性和限制性病变时均可下降

续表

肺功能指标	定义	正常参考值	临床意义
通气贮量百分比	通气贮量百分比=(最大随意通气量−每分钟肺通气量)/最大随意通气量×100%	≥93%	通气储备能力指标,<86%为通气贮备不足,<60%~70%可出现明显气促
用力肺活量(FVC)	指将测定肺活量的气体用最快速呼出的能力	男:3.2L 左右 女:2.3L 左右	正常等于肺活量。下降见于限制性通气障碍或严重阻塞性通气障碍
一秒末用力呼气量(FEV1)	最大吸气后尽力尽快呼气,在第 1s 呼出的气体量	FEV1/FVC>75%	临床常用指标,限制性阻塞性病变均可下降 FEV1/FVC 下降见于阻塞性病变,>90%提示限制性病变

(袁　蕾)

第四节　泌尿功能指标

1. 尿液的一般性状(表5-3)。

表 5-3　人体尿液的一般性状

指标	参考值
尿量	成人:1 000~2 000ml/24h。 儿童:按体重计算排尿量,为成年人的3~4倍。
颜色与透明度	新鲜尿液呈淡黄色、清晰透明
比重	成人:1.015~1.025,晨尿最高,一般大于1.020;婴幼儿尿液比重偏低
酸碱度	新鲜尿液多呈弱酸性,随机尿 pH4.5~8.0,晨尿 pH 约6.5
气味	挥发性酸的气味

2. 肾小球滤过率　体表面积为 $1.73m^2$ 的个体,其肾小球滤过率约为 125ml/min。测定方法用菊粉清除率:血浆菊粉浓度维持在 1mg/100ml,尿量为 1ml/min,尿菊粉浓度为 125mg/100ml,根据菊粉清除率的测定,推知肾小球滤过率为 125ml/min。

3. 血清肌酐　男性 53~106μmol/L;女性 44~97μmol/L。

4. 血尿素氮　成人 3.2~7.1mmol/L;婴幼儿 1.8~6.5mmol/L。

5. 血尿酸　男性 150~416μmol/L;女性 89~357μmol/L。

(王兴杰)

第五节　内分泌指标

1. 生长激素　儿童<20μg/L;男性<2μg/L;女性:<10μg/L。

2. 甲状腺激素。

(1)甲状腺素和游离甲状腺素:TT 为 465~155nmol/L;FT4 为 10.3~25.7pmol/L。

(2)三碘甲状腺原氨酸和游离三碘甲状腺原氨酸:TT3 为 1.6~3.0nmol/L;FT3 为 6.0~11.4pmol/L。

(3)反三碘甲状腺原氨酸:rT3 为 0.2~0.8nmol/L。

3. 肾上腺皮质激素。

(1)血清皮质类固醇和尿液游离皮质醇:血清皮质醇:上午 8 时为 140~630nmol/L,午夜 2 时为 55~165nmol/L,昼夜皮质醇浓度比值>2;尿液游离皮质醇为 30~276nmol/24h。

(2)尿液 17-羟皮质类固醇:男性为 13.8~41.4μmol/24h;女性为 11.0~27.6μmol/24h。

(3)尿液 17-酮皮质类固醇:男性为 34.7~69.4μmol/24h;女性为 17.5~52.5μmol/24h。

4. 肾上腺髓质激素。

尿液儿茶酚胺:71.0~229.5nmol/24h。

(李　芝)

第六节　血生化指标

1. 动脉血氧饱和度　95%~98%。

2. 血糖　空腹血糖 3.9~6.1mmol/L。

3. 口服葡糖糖耐量试验(WHO 推荐的 75g 葡萄糖标准)　口服 75g 葡萄糖后 0.5~1h 血糖达高峰为 7.8~9.0mmol/L,峰值<11.1mmol/L;2h 血糖<7.8mmol/L;3h 血糖恢复至空腹水平。各检测时间点的尿糖均为阴性。

4. 血清蛋白和球蛋白含量　成人血清总蛋白 60~80g/L,白蛋白 40~55g/L,球蛋白 20~30g/L,白蛋白/球蛋白为(1.5~2.5):1。

5. 脂类　三酰甘油 0.56~1.70mmol/L;总胆固醇 2.9~6.0mmol/L;胆固醇酯 2.34~3.38mmol/L;胆固醇酯:游离胆固醇为 3:1。高密度脂蛋白 1.03~2.07mmol/L;低密度脂蛋白 3.4mmol/L。

(关桥伟)

附　　录

附录1　简易正念冥想训练方法

1. 选择一个安静的环境,着宽松舒适衣物,以舒服的姿势坐定,可席地盘腿而坐,也可坐于直背椅子上。

2. 挺直脊背,可以想象自己的头给一根绑在天花板上的绳子吊着。

3. 用鼻子深呼吸,让肺部充满空气,腹部和整个胸腔因而扩张。然后用鼻子或嘴缓缓呼气,到接近呼完就把腹肌收缩,将腹部所有气体排空。

4. 在每次呼气吸气的时候数数目,借此把注意力集中于自己的呼吸,缓缓吸气,数五下;再缓缓呼气,数五下,两耳静听自己的呼吸声,排除杂念,渐渐形成一种柔、缓、细而长的呼吸,呼吸细若游丝,若有若无。或者选一样东西注视,比如烛光、花或图画。假如发觉自己开始分心,要慢慢地将心思拉回来,重新集中于呼吸或你正在注视的物体上,如此每组练习保持冥想状态20min左右。

附录2　抑郁自评量表(SDS,附表1)

填表注意事项:下面有20条题目,请仔细阅读每一条,每一条文字后有四个格,分别表示:A:没有或很少时间(过去一周内,出现这类情况的日子不超过1天);B:小部分时间(过去一周内,有1~2天有过这类情况);C:相当多时间(过去一周内,3~4天有过这类情况);D:绝大部分或全部时间(过去一周内,有5~7天有过这类情况)。

说明:根据你最近一个星期的实际情况在适当的方格里面点击鼠标进行选择。

附表1　抑郁自评量表

问题	A:没有或很少时间	B:小部分时间	C:相当多时间	D:绝大部分或全部时间
1. 我觉得闷闷不乐,情绪低沉				
2. 我觉得一天之中早晨最好				
3. 我一阵阵地哭出来或是想哭				
4. 我晚上睡眠不好				
5. 我吃的和平时一样多				

问题	A:没有或 很少时间	B:小部分 时间	C:相当多 时间	D:绝大部分 或全部时间
6. 我与异性接触时和以往一样感到愉快				
7. 我发觉我的体重在下降				
8. 我有便秘的苦恼				
9. 我心跳比平时快				
10. 我无缘无故感到疲乏				
11. 我的头脑和平时一样清楚				
12. 我觉得经常做的事情并没有困难				
13. 我觉得不安而平静不下来				
14. 我对将来抱有希望				
15. 我比平常容易激动				
16. 我觉得做出决定是容易的				
17. 我觉得自己是个有用的人,有人需要我				
18. 我的生活过得很有意思				
19. 我认为如果我死了别人会生活得更好些				
20. 平常感兴趣的事我仍然照样感兴趣				

说明:主要统计指标为总分。把20道题的得分相加为粗分(前10道题 A、B、C、D 代表的得分依次为1、2、3、4分,后10道题 A、B、C、D 代表的得分依次为4、3、2、1分),粗分乘以1.25,四舍五入取整数,即得到标准分。抑郁评定的分界值为50分。低于50分没有抑郁的烦恼。超过50分需要引起注意,分数越高,抑郁倾向越明显。超过60分应该及时拜访心理医生,进行治疗

附录3　焦虑状态-特质问卷(STAI,附表2)

指导语:下面列出的是一些人们常常用来描述他们自己的陈述,请阅读每一个陈述,然后在右边适当的圈上打勾来表示你现在最恰当的感觉,也就是你此时此刻最恰当的感觉。没有对或错的回答,不要对任何一个陈述花太多的时间去考虑,但所给的回答应该是你现在最恰当的感觉。

附表2　焦虑状态-特质问卷

	完全没有	有些	中等程度	非常明显
S-AI				
1. 我感到心情平静	①	②	③	④
2. 我感到安全	①	②	③	④
3. 我是紧张的	①	②	③	④
4. 我感到紧张束缚	①	②	③	④

	完全没有	有些	中等程度	非常明显
5. 我感到安逸	①	②	③	④
6. 我感到烦乱	①	②	③	④
7. 我现在正烦恼,感到这种烦恼超过了可能的不幸	①	②	③	④
8. 我感到满意	①	②	③	④
9. 我感到害怕	①	②	③	④
10. 我感到舒适	①	②	③	④
11. 我有自信心	①	②	③	④
12. 我觉得神经过敏	①	②	③	④
13. 我极度紧张不安	①	②	③	④
14. 我优柔寡断	①	②	③	④
15. 我是轻松的	①	②	③	④
16. 我感到心满意足	①	②	③	④
17. 我是烦恼的	①	②	③	④
18. 我感到慌乱	①	②	③	④
19. 我感觉镇定	①	②	③	④
20. 我感到愉快	①	②	③	④
T-AI				
21. 我感到愉快	①	②	③	④
22. 我感到神经过敏和不安	①	②	③	④
23. 我感到自我满足	①	②	③	④
24. 我希望能像别人那样高兴	①	②	③	④
25. 我感到我像衰竭一样	①	②	③	④
26. 我感到很宁静	①	②	③	④
27. 我是平静的、冷静的和泰然自若的	①	②	③	④
28. 我感到困难——堆集起来,因此无法克服	①	②	③	④
29. 我过分忧虑一些事,实际这些事无关紧要	①	②	③	④
30. 我是高兴的	①	②	③	④
31. 我的思想处于混乱状态	①	②	③	④
32. 我缺乏自信心	①	②	③	④
33. 我感到安全	①	②	③	④
34. 我容易做出决断	①	②	③	④
35. 我感到不合适	①	②	③	④
36. 我是满足的	①	②	③	④

续表

	完全没有	有些	中等程度	非常明显
37. 一些不重要的思想总缠绕着我,并打扰我	①	②	③	④
38. 我产生的沮丧是如此强烈,以致我不能从思想中排除它们	①	②	③	④
39. 我是一个镇定的人	①	②	③	④
40. 当我考虑我目前的事情和利益时,我就陷入紧张状态	①	②	③	④

评定方法:

由受试者自我评定来完成,受试者根据指导与逐题圈出答案,一般需要具有初中以上文化水平,可用于个人或集体测试。测试无时间限制,一般 10~20min 完成。

项目及评定标准:

STAI 含两个分量表:状态焦虑问卷(S-AI)和特质焦虑问卷(T-AI),各有 20 项。S-AI(第1~20项)中,半数为描述负性情绪的条目,半数为正性情绪条目。主要用于评定即刻的或最近某一特定时间或情景的恐惧、紧张、忧虑和神经质的体验或感受。可用来评价"当前"(应激情况下)的状态焦虑。T-AI(第21~40项)中,11 项为描述负性情绪条目,9 项为正性情绪条目。用于评定人们"一贯"或"平时"的焦虑情况。

计分方法:STAI 每项均为 1~4 级评分。S-AI 的分级标准为:1—完全没有,2—有些,3—中等程度,4—非常明显。T-AI 的分级标准为:1—几乎没有,2—有些,3—经常,4—几乎总是如此。凡正性情绪项目(1、2、5、8、10、11、15、16、19、20、21、23、24、26、27、30、33、34、36、39项,在计分单上标 * 号)均为反向计分,即按上述顺序依次评为 4、3、2、1 分。如此设计的目的是使问卷本身心理诱导作用降到最低限度,自动纠正自评者夸大或缩小其主观感觉的倾向。

(盘强文　罗礼容)

参 考 文 献

[1] 万学红,卢雪峰. 诊断学. 9 版. 北京:人民卫生出版社,2018.

[2] 王云霞,蒋春雷. 正念冥想的生物学机制与身心健康. 中国心理卫生杂志,2016,30(2):105-108.

[3] 任志洪,张雅文,江荣光. 正念冥想对焦虑症状的干预:效果及其影响因素元分析. 心理学报,2018,50
(3):283-305.

[4] 郭秀艳. 实验心理学. 北京:人民教育出版社,2004.

[5] 周歧新. 人体机能学实验. 北京:科学出版社,2008.

[6] 杨芳炬. 机能实验学. 北京:高等教育出版社,2010.

[7] JING LU,DAN WU,HUA YANG,et al. Scale-Free Brain-Wave Music from Simultaneously EEG and fMRI Re-
cordings. PLoS One. 2012;7(11):e49773.

[8] 冯志强. 辩证生理学. 成都:四川科学技术出版社,2001.

[9] 冯志强. 整合应用生理学. 北京:人民军医出版社,2006.

[10] 冯志强,盘强文. 生理学. 北京:人民卫生出版社,2011.

[11] 冯志强. 人体数理化. 北京:科学出版社,2014.

[12] 冯志强. 思想筛和神经功能网络假说. 泸州医学院学报,2009,32(2):164.